Endlich gesund, schlank und fit

Roberto Longo

Endlich gesund, schlank und fit

Die Ernährung zum Vorbeugen und Heilen

Dauerhafte einfache Ernährungsumstellung

Genuss erstklassiger Nahrungsmittel

Leichte sportliche Aktivitäten

Sehr gut geeignet auch für Berufstätige

Roberto Longo

Impressum:

Die Deutsche Nationalbibliothek verzeichnet diese Publikation in der Deutschen Nationalbibliografie; detaillierte bibliografische Daten sind im Internet über http://dnb.dnb.de abrufbar.

Lektorat: Dr. Werner Schäfer

Schriftart: Calibri

2. Auflage: August 2013

INHALT

Für meine Kinder

DANKSAGUNG

Ohne meine Frau würde dieses Buch nicht existieren. Sie hat mich immer ermuntert, meine Gesundheit ernst zu nehmen. Die ganzen Jahre hat sie mich im Kampf gegen meine Stoffwechselerkrankungen und daraus resultierende erhöhte Laborwerte begleitet. Sie konnte dann später selbst von den im Juni 2012 begonnenen Maßnahmen meiner Recherchen profitieren. Nach einer starken Erkältung mit hohem Fieber und Durchfall, als Folge einer für sie anstrengenden Waldwanderung während der Birkenblütezeit wurde ein Krankenhausaufenthalt mit starken Antibiotika notwendig. Der Verlauf ihrer Krankheit gipfelte in einer schweren Lungenentzündung. Ich bin froh, dass sie jetzt auf dem Weg der Besserung ist, und dass sie gerade mit unserer neuen Ernährungsmethode ihre Gesundheit stärken kann. Sie leidet seit ihrer Kindheit unter immer wiederkehrenden Mandelentzündungen, die eine Operation 1954 notwendig machten. Im Laufe der Jahre schlossen sich chronische Nebenhöhlenentzündungen mit einigen Operationen an. Nach zwei Lungenentzündungen 1971 und 1986, entwickelte sich eine Kreuzblüten Allergie mit Asthma. Der Kampf um ihre Genesung geht mit meiner Hilfe unvermindert weiter.

Bedanken möchte ich mich bei:

- Frau Hanne Grunau für die vermittelten Initialzündungen
- Frau Dr. Terezia Krüger für altbewährte Behandlungsmethoden und Ernährungsberatung
- meiner Schwägerin Ulrike Schuster für wertvolle Ernährungstipps,
- Frau Daniela Schindler für die Aufklärung über Alternativen zur konventionellen Medizin
- Frau Dr. Seewald, Kassel für die naturärztliche und alternative Unterstützung in der Anfangsphase meines Diätverlaufes
- Reformhaus Zacharias, Kassel für wertvolle fachmännische Beratung bei der Ernährungsumstellung und für die Bereicherung unseres Speiseplans mit erstklassigen Lebensmitteln
- Frau Bernadette Willeke, Reformhaus Casa Verde, Rügen für gute Ratschläge
- Frau Heidi Mundt für Ratschläge und wertvolle Literaturempfehlungen im Bereich der Naturmedizin kurz vor Redaktionsschluss
- Frau Anja Terhellen für ebenso wertvolle Ratschläge und Literaturempfehlungen im Bereich der Heilpflanzentherapie
- Meinem Lektor Herrn Dr. Werner Schäfer, dessen Empfehlungen und Korrekturvorschläge ich sehr gern befolgt habe
- und bei allen, die meine Frau und mich auf dem Weg zum Gesundheitserfolg begleitet haben und uns in die richtige Richtung gewiesen haben mit Ratschlägen, Aufklärung, Vorschlägen und wertvollen Kritiken. Zu viele, um sie aufzuführen, aber sie wissen es

Vielen Dank

1. Kulinarische Autobiografie, Zielsetzung

1.1.1 Über meine Person

Geboren bin ich 1946 in Civitella Casanova, Italien. Meine Jugend verbrachte ich weitgehend im Internat in Riccione und später in Amatrice, wo ich die Berufsfachschule für Elektromechanik bis zur abschließenden Qualifikation besuchte. Im Jahre 1965 kam ich als Gastarbeiter zur Firma Henschel nach Kassel. Dort lernte ich meine Frau kennen. Nach einer Unterbrechung wegen einer Fortbildung kam ich 1972 zur Firma Henschel zurück und arbeitete als Elektrokonstrukteur und später in der Planung und Leitung der Kundenbetreuung in der Flughafentechnik bis zur Pensionierung. Nebenberuflich schrieb ich technische Übersetzungen für die Fa. Henschel, Nachfolgeunternehmen und weitere Firmen. Meine Frau und ich leben in Vellmar. Wir haben zwei Söhne. Unsere gemeinsamen Hobbys sind Tanzsport, mit Freunden wandern und Rad fahren.

1.1.2 Mit diesem Buch möchte ich Menschen erreichen,

- die eigenständig etwas für ihre Gesundheit tun möchten und Rat suchen, um den richtigen und praktikablen Weg zu finden,
- die in die Schule oder Universität gehen und merken, dass sie oft unkonzentriert sind und ihr Gewicht anfängt aus der Norm zu geraten,
- die bereits merken, dass der Gang zum Arzt immer häufiger wird und die Beschwerden nicht nachlassen oder zusätzliche, unerklärliche hinzukommen, trotz Einnahme von verschriebenen Medikamenten,
- die mehrmals versucht haben, Übergewicht abzubauen und nie den gewünschten langzeitigen Erfolg erreicht haben,
- die oft einen erhöhten Blutdruck haben, oder bereits an einem Disease Management Programm (DMP) für Koronare Herzkrankheiten (KHK), Diabetes Typ II, Asthma, chron. obstruktive Lungenerkrankung (siehe http://de.wikipedia.org/wiki/Disease-Management-Programm) und an eine allmähliche Verringerung der Medikamenteneinnahme im Einklang mit dem behandelnden Arzt interessiert sind, um die Nebenwirkungen, die es ohnehin immer gibt, zu minimieren,
- die an weiteren Zivilisationskrankheiten leiden (siehe http://de.wikipedia.org/wiki/Zivilisationskrankheit) und einen eigenen Beitrag zur Heilung leisten möchten,
- die oft an unerklärlichen Schmerzen leiden,
- die sich ein lebenswertes und selbstbestimmtes Alter erhoffen,
- die bereits Nahrungsergänzungsmitteln einnehmen und die sich lieber genussvoll von naturbelassenen schmackhaften Lebensmitteln ernähren möchten,
- die nicht auf Kalorientabellen und Mengenangaben achten möchten und sofort mit der Diät loslegen wollen,
- die fit bleiben wollen, ohne übermäßige körperbelastende sportliche Aktivitäten,

- die ihre Frauen mit einem einfachen, schönen, schmackhaften und gesunden Frühstück überraschen wollen,
- die sich rechtzeitig gegen schleichende Zivilisationskrankheiten wappnen möchten,
- die abnehmen möchten und mehr über ungeeignete Lebensmittel und die richtige Ernährung erfahren möchten oder an Diabetes oder koronaren Herzkrankheiten leiden und die im Einklang mit dem behandelnden Arzt, nach der mit Hilfe der Schulmedizin erfolgreich erzielten Eindämmung der Krankheit in der Akutphase, langfristig ohne Medikamente auskommen möchten und gleichzeitig einen eigenen Beitrag zu ihrer Gesundung leisten wollen,
- die an Untergewicht leiden und zunehmen möchten.

1.1.3 Retrospektive, geografische Zuordnung:

Anhand der Methodik, die ich im Laufe meiner Recherchen über mich zur Anwendung gebracht habe, beginne ich mit einer Retrospektive meines Lebens im Bereich der Ernährung allgemein, ohne kritische gesundheitliche Bewertung meiner Kindheit, Schul- und Berufsbildung in Italien bis zu meiner Auswanderung nach Nordhessen im Alter von neunzehn Jahren und weiter bis zur heutigen Zeit. Anschließend werde ich meine Nahrungsumstellung vorstellen, die für mich notwendig wurde, aufgrund einerseits von Medikamentenunverträglichkeiten und anderseits aufgrund meiner altersbedingt schlechter werdenden Gesundheit.

1.1.4 Folgende Zivilisationskrankheiten hatte ich zu beklagen:

- Erhöhte Cholesterin-, Zucker-, Harnsäurewerte
- Erhöhter Blutdruck
- Koronare Herzkrankheiten
- Diabetes Typ 2
- Übergewicht

Hierzu möchte ich den Wikipedia-Auszug über Zivilisationskrankheiten allgemein aufführen:

„In der Literatur herrscht keine Einigkeit darüber, welche Krankheiten den Zivilisationskrankheiten zuzurechnen sind und welche nicht. Es gibt daher keine vollständige und abgeschlossene Liste der Zivilisationskrankheiten. Folgende Krankheiten werden jedoch häufig genannt:
Karies
Herz- und Gefäßkrankheiten

Diabetes Typ 2
Bluthochdruck
Übergewicht und Adipositas
Gicht
manche Allergien
bestimmte Krebsarten (z. B. Lungenkrebs, Darmkrebs)
bestimmte Hauterkrankungen (z. B. Neurodermitis, Akne)
Essstörungen (Anorexia nervosa, Bulimia nervosa)
bestimmte psychiatrische Erkrankungen

Vielen weiteren Erkrankungen wird ein Zusammenhang mit den in den Industrieländern vorherrschenden Bedingungen nachgesagt, ohne dass dies im Einzelfall wissenschaftlich bewiesen ist"

Zu den Zivilisationskrankheiten zählt laut Wikipedia auch Darmkrebs. Hierzu zitiere ich die Tabelle 3 auf Seite 84 aus dem Buch „KREBS EINE UMWELTKRANKHEIT?" von Dr. Klaus-Dietrich Runow aus Wolfhagen:

„Krebsursachen:
1. *Übergewicht / übermäßige Kalorienaufnahme*
2. *Chemikalien*
3. *Strahlung*
4. *Infektionen (z.B. Viren)*
5. *Nährstoffmangel"*

Den ernährungsbedingten Punkten 1 und 5 der Krebsursachen können sicherlich mit der in meinem Buch vorgestellten Diät begegnet werden. Die optimale Ergänzung dazu ist das oben zitierte Buch von Herrn Dr. Klaus-Dieter Runow, um eine umfassende neue gesunde Lebensgrundlage aufzubauen.

1.1.5 Erfolge durch meine Diät

Positive Ergebnisse während meines einjährigen Diätverlaufs:

- Blutdruck schon nach 3 Monaten wieder im Normbereich!
- Alle Blutwerte schon nach 3 Monaten dauerhaft wieder im Normbereich!
- Vorher eingenommene Medikamente nach und nach abgesetzt!
- Körpergewicht in den ersten 3 Monaten durch die Ernährungsumstellung von 78 kg auf 72 kg reduziert und gehalten. In den folgenden 9 Monaten habe ich das Gewicht nach und nach und ohne zu leiden auf 67 kg gesenkt und bis heute problemlos stabil gehalten. Dabei musste ich nicht auf Kalorientabellen achten. Der konventionellen, für mich schädlichen Genussnahrung trauere ich nicht nach. Es ist ein schönes Gefühl, vormittags ohne Heißhungerattacken oder mit Unterzuckerung kämpfen zu müssen und abends nicht mehr mit Heißhunger vor dem Schokoladenschrank zitternd zu stehen. Noch schöner ist es, wenn ich zu Fuß oder mit dem Fahrrad unterwegs bin und mit Leichtigkeit die Berge hochkomme, nachdem ich satte 10 kg weniger zu schleppen habe. Außerdem merke ich, dass die Pulsbeschleunigung nach körperlicher Belastung ganz rasch wieder in den normalen Bereich kommt. Ich bin zuversichtlich, dass ich nie wieder diesen mich krankmachenden, überflüssigen Ballast aufbauen werde, den ich seit Jahrzehnten angesammelt hatte. Ein gesunder junger Mensch kann sicherlich alles essen, was die Nahrungsindustrie anbietet, ohne sich Sorgen zu machen. Ich bin trotzdem der Auffassung, dass es langfristig besser ist, diese Angelegenheit kritisch zu betrachten, um im Alter mehr Lebensqualität zu erwarten.
- Darmträgheit besiegt!
- Schmerzen an der Halswirbelsäule und damit verbundenen Kopfschmerzen verschwunden!

1.2 Erinnerungen rund um das schöne Essen südlich und nördlich der Alpen

Dieses Kapitel gibt einen Überblick über die Essgewohnheiten in Italien und Deutschland und weiteren Ländern, in denen ich gelebt habe oder in denen ich auf Dienstreise war.

Die Leser, die rasch meine Diät ausprobieren wollen können direkt zum Kapitel 4.2 „Menüvorschläge zum Auswählen für einen Tag" springen, dort weiterlesen und gegebenenfalls später, wenn die ersten Erfolge sich eingestellt haben, hierher zurückkommen.

1.2.1 Kindheit, Schule und Berufsausbildung

In Italien wurde in den fünfziger Jahren das Brot in jeder Familie selbst gebacken. Das Vollkornweizenmehl wurde durch verschiedene Siebe geschüttelt aber erreichte jedoch nicht den Feinheitsgrad der später von der Nahrungsindustrie erzielt werden konnte. Die Kleie wurde den Hühnern zum Fressen gegeben. Die Brote wurden zum Backen zum Bäcker gebracht. Der Hefeteig zum Ansetzen wanderte von Haus zu Haus. Die Teigmasse wurde auf ein Brett gelegt und von den Müttern auf dem Kopf zum Bäcker getragen. Die Laibe erreichten nach dem Backen einen Durchmesser von ca. 60 cm. Als ich ein Kleinkind war, erzählte mir später meine Mutter, dass ich zum Trog der Hühner ging und die Kleie in den Mund steckte. Sie fragte mich, ob sie gut schmecke. Ich soll ja gesagt haben. Schon bald backte der Bäcker Matteotti sehr gut schmeckende Weißbrote. Wenn meine Mutter mich zu ihm zum

Brotkauf schickte, überlebten die zwei Spitzen der schlanken, weißen Brotstange (il filoncino) kaum den langen Rückweg nach Hause, weil ich nicht widerstehen konnte.

Zum Mitnehmen in den Kindergarten, in die Schule oder zu Tagesausflügen füllte mir meine Mutter ein Netz mit frischem Obst, welches ich über meine Schulter hing. Wenn wir Familienausflüge machten, nahmen wir kalte Hähnchenfleischstückchen und Kartoffelhälften mit Rosmarin und Knoblauch gewürzt mit, die vorher zum Backen in die Bäckerei gebracht wurden. Abends toasteten wir manchmal hausgemachte Brotscheiben (Bruschetta) im offenen Kamin. Dann wurde frischer Knoblauch darüber gerieben und mit Olivenöl beträufelt. Die Nudeln kaufte man bereits im Lebensmittelladen. Oft wurden sie aber auch zu Hause zubereitet, sie schmeckten so natürlich am besten. Sie wurden einerseits als Minestra mit Bohnen, Erbsen, gewürfelten Kartoffeln und ein wenig Tomatensoße, oder auch als Pastasciutta mit Tomatensoße zubereitet. Darüber streute man geriebenen hausgemachten Schafskäse. Später wurde er vom Parmesankäse verdrängt. Oft gab es Bohnen und Gemüse, meistens Mangold. Die Mangoldstängel wurden auch extra zubereitet und warm oder kalt, mit Olivenöl und Salz gewürzt. Wein ob rot oder weiß und Wasser stand immer auf dem Tisch. In den 50er Jahren gab es Wasser nur an vier zentralen Zapfstellen (la fonte) im Dorf verteilt. Die Frauen holten dreimal täglich Wasser in einem für die Abruzzen typischen Kupfer-Behälter (la conca), die sie auf dem Kopf trugen. Jeder trank das Wasser aus einer Art Suppenlöffel (il maniere). Im Sommer, auch später, als das Wasser in jedem Haus verfügbar war, schickte mich meine Mutter oft mit einer fünf Liter Glasflasche (il fiasco) zu einer Wasserquelle (la fonte della cavita), die sich in unserem nahgelegenen Eichenwäldchen (il boschetto) befand. Dieses Wasser war besonders frisch und schmackhaft.

Auf dem Wald-Fußweg dahin konnte ich einige Kleintiere, wie Eichhörnchen beobachten und es gab einige Wildkräuter, die man für Gesundheitstees (il decotto) nahm. Zur Spargelzeit pflückten wir wilden grünen Spargel, der zum Rührei sehr gut passte. Mit der Kindergärtnerin oder später während eines geführten Tagesausfluges waren wir im Sommer oft dort.

Endlich gesund, schlank und fit   Roberto Longo

In der Vorweihnachts- und Karnevalszeit wurde jeden Abend in einem anderen Haus Tombola und andere Gesellschaftsspiele gespielt. Dabei wurden ganz tolle Leckereien serviert. Oft wurden wir Kinder von Eltern unserer Freunde spontan zum Mittagessen eingeladen. Woanders und in Gesellschaft hat es immer bestens geschmeckt. Bei den Hochzeitsessen wusste man nie was auf den Tisch kam. Meistens war ich so hungrig, dass ich mir den Bauch gierig beim ersten Gang vollschlug. Danach kamen weitere 9 Gänge, einer sah und duftete besser als der andere, aber ich konnte nicht mehr. Wegen des sehr guten Essens bin ich froh, in Italien aufgewachsen zu sein. Kuhmilch bekamen wir von meiner Kusine. Sie ging jeden Morgen im Dorf von Haus zu Haus mit einer großen Milchkanne und verteilte sie.

Meine Jugend verbrachte ich im Internat. Dort genoss ich eine hervorragende Schulbildung, sowohl im fernen Riccione, wo ich die Grundschule ab der dritten Grundschulklasse besuchte, als auch in Amatrice, wo ich die Mittelschule und Berufsfachschule besuchte. Morgens bekamen wir Kakao mit Kuhmilch oder Kuhmilchpulver und Brot zum Eintunken und Obst. Mittags und abends gab es oft zuerst Nudeln oder Reis in allen Variationen, und als zweiten Gang zweimal die Woche Fleisch mit Salat und Obst und sonst immer etwas anderes. Es war sehr oft schmackhaft und abwechslungsreich. Nur manchmal gab es eine Suppe mit feinen Nudeln und gebratenem Gehackten, das mir gar nicht schmeckte. Amatrice ist in ganz Italien für die „Spaghetti alla Amatriciana" bekannt.

In den Sommerferien war ich oft zuhause. Abends trafen wir uns mit Freunden in der Bar, wir tranken einen Espresso, oder Cappuccino und schauten dort gemeinsam fern, spielten Karten oder Billard. Wenn man bei einem Kartenspiel verloren hatte, musste man eine ganze 3/4-Liter Bierflasche (Passatella) auf einmal austrinken. Zu späterer Stunde gingen wir auf die Straße und machten lange Spaziergänge. Manchmal haben wir uns Wassermelonen besorgt und Wettessen gemacht, anschließend Wettpinkeln und manchmal auch im Hause von Freunden Spaghetti „aglio e olio" gekocht.

Manchmal haben wir im Freundeskreis einen Ausflug nach Vestea oder Villa Celiera gemacht. Dort gab es in den Lokalen einen renommierten Schinken und hausgemachten harten Schafskäse

Endlich gesund, schlank und fit   Roberto Longo

Eine Sensation gab es in Pescara im Jahr 1963. Die erste Pizzeria eröffnete in der Nähe des Bahnhofs (Stazione Centrale) und die vollbesetzen Autos strömten aus dem ganzen Umland dahin. Dazu gab es erstmalig Bier der Marke „Dreher" aus dem Fass. Bis dahin gab es Pizza nur als Straßen-Imbiss von den Bäckereien. In Neapel wurde sie zum Quadratmeter-Preis angeboten. Die etablierten Restaurant-Besitzer waren nicht erfreut. Sie befürchteten, dass sie weniger Umsatz machen würden.

Wenn ich bei meiner Schwester in Arsita zu Besuch war, gab es in einer Berggaststätte eine besondere Spezialität, den Coatto (Lammgulasch) und ein Amarena-Erfrischungsgetränk (Sauerkirchen-Konzentrat mit frischem Wasser). Meine Schwester kochte unter anderem die beste Lasagne (Timballo) die es gibt.

Als ich mit der Schul- und Berufsausbildung fertig war, versuchte ich eine Stelle zu bekommen, die ich schließlich im 42 km entfernten Pescara fand. Der Lohn reichte nicht einmal aus, die Busmonatskarte zu bezahlen. So entschied ich mich, in meinem Dorf zu bleiben und dort selbständig zu arbeiten. Dann spielte ich mit dem Gedanken, doch ins Ausland zu gehen, um nebenbei noch eine Fremdsprache zu erlernen, da ja Rom oder Mailand auch nicht vor meiner Haustür waren. Das italienische Arbeitsamt half mir, um die Formalitäten für die Ausreise zu erledigen.

1.2.2 Auswanderung, Berufsausübung, deutsche Küche, Italien-Reisen in den Sommerferien und Dienstreisen

Um überhaupt zum Arbeiten nach Deutschland kommen zu dürfen, musste ich, von meinem Abruzzen Dorf Civitella Casanova kommend, im Jahre 1965, wie alle anderen arbeitsuchenden Italiener in Verona einen Stopp einlegen, um mich dort einer Gesundheits-Prüfung zu unterziehen und ein Vorstellungsgespräch mit den interessierten Firmen zu machen. Die Untersuchung lief so ab wie die Musterung für die Aufnahme in den Militärdienst. Dort wurde ich von der Firma Henschel eingestellt. Diese Firma beeindruckte mich besonders wegen der großen Anzahl von Geschäftsbereichen. Ich verglich sie mit dem Fiat-Konzern. Ich erhoffte mir vielversprechende Möglichkeiten, die sich später bestätigten. Einige Bewerber fielen leider aufgrund gesundheitlicher Probleme durch und mussten zurück in ihre Heimatdörfer. Zusammen mit weiteren fünf Ausreisewilligen aus den Abruzzen, die ich bereits davor im Zug nach Verona kennengelernt hatte, und in Begleitung eines Dolmetschers der Firma Henschel, der uns einen Vorschuss von 200 DM gewährte, konnten wir die Zugreise nach Kassel fortsetzen.

Am Kasseler Hauptbahnhof angekommen, wurden wir mit einem VW-Bus zu unserem Domizil gefahren. Der Bus stoppte. Auf der linken Seite des Struthbachwegs standen schöne, mehrstöckige Häuser, die uns im Prospekt in Verona gezeigt wurden. Wir waren erleichtert, dass unsere Unterkunft so ausfiel. Unsere Pappkartonkoffer standen auf dem Bürgersteig neben unserem VW-Bus und wir warteten, dass wir zu unseren Apartments begleitet würden. „Nicht dahin, da geht's lang". So wurden wir zu einer von mehreren Baracken auf der gegenüberliegenden Seite der schönen, im grünen gelegenen hohen Häuser geführt. Ein Zimmer für vier Personen, ein Tisch, vier Stühle, vier Betten, vier Schränke. Jede Baracke hatte mehrere Zimmer, einen gemeinschaftlichen Toiletten- und Waschraum und eine Küche. Bettwäsche wurde gestellt. Es war alles ordentlich, sauber und warm.

Im Werksgelände von Henschel gab es einige Kantinen, so habe ich morgens für die 15-minütige 9:00 Uhr Frühstückspause am liebsten 125 Gramm rote Wurst, aus einem Ring geschnitten, geholt, oder ein Schmelzkäse-Dreieck mit Brötchen und eine große Flasche Limonade. Mittags habe ich anfänglich für 1,-- DM in der Kantine warm gegessen. Es hat immer sehr gut geschmeckt. Eigenartig fand ich nur, dass der grüne Salat mit Schmand angerichtet, süßlich schmeckte, das kannte ich von der italienischen Küche nicht. An manchen Abenden und Wochenenden haben wir in der Baracke Spaghetti gekocht. Eingekauft wurde im Kaufhof. Wir liefen zu Fuß dorthin und wieder zurück mit vollgepackten Plastiktüten. Es gab damals kaum italienische Lebensmittel in Kassel. Mit Freunden trafen wir uns öfter im italienischen Restaurant „Da Bruno" in Kassel am Königsplatz. Darunter war auch Toni, der später das Restaurant übernahm. Dort konnte man sehr gut essen. Für uns Italiener war es ein Stück Heimat. Nach 3 Monaten verließ ich die Baracke und meine italienischen Mitbewohner. Ich mietete mir ein möbliertes Zimmer in der Kohlenstr. 105. Das Zimmer teilte ich mir mit einem weiteren Italiener. Schon bald konnte ich ein Einzelzimmer beziehen. Dort gab es auch eine Gemeinschaftsküche, so haben wir auch manchmal gekocht. In der Freizeit fand ich Erholung im nahegelegenen Bergpark Wilhelmshöhe (heute Weltkulturerbe). Da ich bereits anfing weltweit auf Montage zu fahren, habe ich die Gelegenheit gehabt, in Gasthäusern tolle deutsche und internationale Speisen zu genießen.

Sehr gern, habe ich auch geraucht und das seit dem 13. Lebensjahr. Espresso trank ich auch gern, wo es einen einigermaßen guten gab. In Deutschland war er sehr teuer und schmeckte auch nicht so wie in Italien. So ging es schön weiter mit dem grenzenlosen Genuss aller Spezialitäten und alkoholischen Getränken, die es gab. Dies verstärkte sich, als ich aufgrund meiner Sprachkenntnisse auf Dienstreise im In- und Ausland entsandt wurde.

Bei einem Zwischenaufenthalt in Kassel 1969, während meiner 1 ½-jährigen Dienstreise in Spanien, lernte ich meine zukünftige Frau in einem Tanzlokal kennen. Bei einem Sonntagsnachmittagsausflug überraschte sie mich mit deutschem Kaffee in der Thermoskanne, gedecktem Apfelkuchen, der großzügig mit Schmand, Zimt und Zucker belegt war und bot mir ein Stück davon an. Ich sagte, dass ich keinen Kuchen esse. „Den" hat meine Mutter gebacken, ich kann weder kochen noch backen, sagte sie. Ich aß mehrere Stücke davon. Im Stillen dachte ich, sie wird es bestimmt auch noch lernen. Ich habe von meiner Mutter auch vieles abgeguckt bei der Essenszubereitung. Ich zog zu meinen zukünftigen Schwiegereltern für ca. 5 Jahre mit Unterbrechungen nach Eberschütz. Meine Frau und ich heirateten 1970. Dort genoss ich tolle Speisen. Zum Frühstück gab es alles, was zum berühmten deutschen Frühstück gehört, und zur Arbeit nahm ich zum 9-Uhr-Frühstück und zur 12-Uhr-Mittagspause belegte Brote und Obst mit. Abends gab es eine warme Mahlzeit. An den Wochenenden gab es Abendbrot. Alleine der Name des Abendessens verrät, was am liebsten in Deutschland gegessen wird. In Deutschland werden die vielfältigen Brotsorten und die schmackhaften Brötchen im Vergleich zu italienischen Brotsorten leider sehr stark gesalzen, damit sie auch ohne Belag sehr gut schmecken. Jährlich schlachteten wir ein Schwein und daraus entstanden besondere Spezialitäten. Bei großen Feierlichkeiten gab es zum Nachmittagskaffee traditionell erstklassig selbstgemachte Torten. Die eingeladene Verwandtschaft und Nachbarschaft brachte auch welche mit. Eine solche Vielfalt an schönen Torten und Kuchen kannte ich von Italien nicht. Teilweise standen sechs Torten auf dem Tisch. Ich konnte natürlich nicht widerstehen, und es war Ehrensache von jeder Torte ein Stück zu probieren.

Wenn wir zu Besuch in meiner Heimat waren, nahmen wir so viele italienische Spezialitäten wie möglich mit nach Deutschland, bis kurz vor dem Achsenbruch. Frische Mozzarella, sie hielt damals nur drei Tage, Schinken, Würste aller Art, Schafskäse, alle möglichen Nudelsorten aus dem Laden meiner Kusine. Dann kamen von meiner Mutter hausgemachte eingelegte Tomaten in Glasflaschen hinzu, die später als Grundlage für Tomatensoßen dienen sollten.
Espresso-Kaffeebohnen holte ich mir von einem Schulfreund, der die „Piccolo Bar" betrieb, nachdem er große Erfahrungen in einer renommierten Bar in Mailand gemacht hatte. Bei seinem Vorgänger guckte ich mir ab, wie man einen Cappuccino zubereitet. Allerdings konnte ich so einen guten in Deutschland lange Zeit nicht bekommen, auch nicht selber machen. Der Espresso hat in Deutschland viele Jahre nicht geschmeckt, sowohl in der italienischen Eisdiele, als auch in den deutschen Gaststätten. Als schließlich unser zweiter Sohn in Italien

einen Schüleraustausch machte, bekam er morgens zum Frühstück einen gutschmeckenden, selbstgemachten Cappuccino mit einem bis dahin nicht gekannten Milchschäumer. Daraufhin haben wir uns auch einen solchen besorgt und konnten uns ihn dann selber machen. Den Espresso bereiteten wir in einem Bialetti-Brikka-Kocher zu, den wir bei einer Kalabrien Reise in einem Haushaltswarengeschäft entdeckt hatten. Ein Kocher, der zwei Dichtungen besitzt und den Espresso beinahe so gut macht, wie er in der Bar angeboten wird. Eine Verkäuferin sagte uns: „Diesen Kocher nimmt hier in Kalabrien keiner, weil sie Angst haben, dass er ihnen um die Ohren fliegt, sollte er platzen". Der normale Kocher mit einer Dichtung, der traditionell genommen wird, baut weniger Druck auf als die Brikka und schmeckt aber weniger gut.

Civitella Casanova ist berühmt für den Ursprung der schmackhaften gegrillten Arrosticini (Lamm-Spießchen), die es früher als Straßenimbiss, meistens sonntagsmorgens gab. Später wurden sie in „La Locanda" serviert und jetzt überall in den Abruzzen.

Bei besonderen Festivitäten traf man sich im renommierten Restaurant „La Bandiera".

Während meiner Dienstreisen hatte ich, wie bereits erwähnt, Gelegenheit gehabt, einige internationale Spezialitäten zu genießen und zu schätzen.

In Spanien gefiel mir die Angewohnheit, den Salat zuerst zu essen, danach die Tortilla (Eierpfannkuchen), oder Paella (Reisgericht). Und zum Schluss ein „Sol y Sombra" als Verdauungsschnaps. Mich beeindruckte in Madrid ein Gericht „Pollo a l'ahillo" Hähnchenkeulen mit Knoblauchgemüse. So viel Knoblauchzehen auf einmal habe ich auf einem Teller nie mehr gesehen.

In Schweden fand ich z. B. gut, dass die Kartoffeln mit Schalen verzehrt wurden.

In Venezuela wurde ich vom Hotelpersonal am ersten Tag als Begrüßung mit einer riesen Obstschale überrascht. Da konnte ich noch nie gesehene Früchte bestaunen. In der Kundenkantine gab es statt Kartoffeln, Yuca. Sie schmeckten mir besonders gut. Auf der Autobahn konnte ich mit Riesenbananen (Platanos) vollgeladene Lieferwagen sehen. Die kann man allerdings nur frittiert essen. Dort hatte ich die Gelegenheit, meinen Bruder und Familie zu besuchen. Da gab es wunderbare Gerichte zum Frühstück, schmackhafte tropische Obstmixgetränke, Bohnengemüse und Arepa (Maisbällchen). In einem Restaurant in S. Fernando de Apure bekamen wir ein exzellentes Mero-Fisch-Gericht entgrätet am Tisch zubereitet und serviert. Ich habe den Kellner dabei sehr genau beobachtet und seine Technik für später gespeichert.

Alle die oben aufgeführten wunderbaren Erfahrungen möchte ich nicht missen. Trotzdem muss ich entscheiden was ich mitnehme, was ich fallen lasse und was ich in meinem Sinne verändere. Jetzt gilt es, genau zu analysieren und ohne einen Bruch mit der Tradition hervorzurufen, zu handeln. Es wäre zu schön, wenn es mit der traditionellen Küche so unbeschwert weiter gehen könnte. Die Grenzen werden uns aufgezeigt, wenn sich z.B. unser Gewicht in die falsche Richtung bewegen sollte oder die ersten Beschwerden auftauchen sollten. Leider muss ich aus aktuellem Anlass feststellen, dass ich einiges ändern muss, aufgrund von Vorkommnissen, die ich im nächsten Kapitel erwähnen werde, wenn mir die Gesundheit am Herzen liegt. Es gilt also Prioritäten zu setzen. Nach einer intensiven einjährigen Recherche, gibt es heute Gott sei Dank zur Erleichterung Internet., So kann ich nun für mich ungeeignete Lebensmittel identifizieren. Je mehr ich es schaffe, diese von mir fern zu halten, umso mehr Spaß am Leben erhoffe ich mir, möglichst ohne eine lange Zeit im letzten Lebensviertel leiden zu müssen.

1.2.3 Ausländische Sprachstudenten zu Gast

Seit 1989 nehmen meine Frau und ich Sprachstudenten auf und selbstverständlich ist es ein großes Thema, was auf den Tisch kommt. Die Studenten profitieren von unseren Kochkünsten und wir von ihren. Mit einigen von Ihnen stehen wir heute noch in Kontakt.

Es ist für uns eine tolle Erfahrung mit jungen Menschen. Sie helfen uns jung zu bleiben, und wir holen uns die Welt ins Haus.

Die Salatsoße einer französischen Studentin z.B. hat ihren festen Platz in unserem Speiseplan eingenommen.

Ein Student aus New York zeigte uns das Benutzen des Grills, um den Eierpfannkuchen, nachdem er von unten auf dem Herd gebraten wurde, von oben goldbraun werden zu lassen, ohne ihn wenden zu müssen.

Ein italienischer Lehrer brachte uns bei, wie man eine Piadina Romagnola zubereitet.

Ein tolles Garnelen-Rucola-Gericht wurde uns von einer Studentin aus Zaragoza serviert, die in Deutschland geheiratet hat und mit der wir heute eine sehr freundschaftliche Beziehung pflegen.

Die Studenten haben schon vernommen, dass wir uns stets bemüht haben gesund nach dem damaligen Kenntnisstand zu kochen. Abends wurden meistens deutsch/italienische warme Speisen zubereitet. Morgens wurde der gutschmeckende Cappuccino gewürdigt. Im Laufe der Zeit hat unsere Küche im Rahmen unserer Tätigkeit als Gasteltern eine erstaunliche Entwicklung erfahren.

Eine japanische Studentin aus Kanada brachte mir das Essen mit Stäbchen bei, das in Japan üblich ist, während ein chinesischer Student das Stäbchen-Essen chinesischer Art zeigte.

Eine Lehrerin aus Brasilien mit ihren Kolleginnen bereitete uns eine fantastische Feijoada (Schwarze-Bohnen-Eintopf).

Eine chinesische Untermieterin hat mir 2010 sehr geholfen mit chinesischer Naturheilkunde meine Zivilisationskrankheiten zu bekämpfen, indem sie mir Gesundheitstees, Baumpilze, Algen, Goji-Beeren, weitere Lebensmittel besorgte und Gesundheitstipps gab, wie auch den Tipp vom Espresso als regelmäßigen Genuss, Abstand zu nehmen.

Eine Sprachstudentin aus China kam zu uns 2011 und da wir noch heute einen chinesischen Untermieter im Hause haben, konnten wir ihr am Anfang ihres Aufenthaltes z. B. einen Hirsebrei zum Frühstück zubereiten, damit sie sich nach und nach mit dem deutschen Frühstück anfreunden konnte.

Ein Student aus Ungarn bereitete uns das beste Gulasch zu, das es je gab. Siehe Rezeptteil.

In 2012 kamen die ersten Anfragen von der Uni Kassel für die Aufnahme von zwei veganen Studentinnen. Für uns war es eine Herausforderung, sie so gut wie möglich zu versorgen.

Eine Studentin mit einer schweren Gluten-Allergie hatten wir auch schon mal. Wir haben unser Bestes gegeben, um sie nach dem damaligen Wissensstand gut zu versorgen.

Ein anderer Student aus New York 2012 aß jeden Morgen vor dem Frühstück einen frisch zubereiteten kleinen Brei aus drei Knoblauchzehen und einer Zitrone. Er sagte, die Zitrone neutralisiert weitgehend den Knoblauchgeruch. Er war zusammen mit seiner Freundin bei uns. Da sie beide Vegetarier waren, haben wir mit einem Dampfgarer die schönsten Gemüsegerichte gezaubert und sie mit frischen verschiedenen Salaten und Obst zufrieden bekommen.

Eine Studentin aus Baku, die zweimal bei uns war und heute mit ihrem Ehemann und ihrer 6 Monate alten Tochter in Hannover wohnt, besuchte uns im April 2013 und brachte uns als Geschenk ein köstliches

Reisgericht mit, das ich sehr gern in meinen Ernährungsplan übernommen habe. Siehe Rezeptteil.

Folgende Links führen zu Filmen von der International Summer University Kassel. Sie wurden 2012 gedreht. Meine Frau und ich kommen als Gasteltern darin vor zusammen mit zwei Gaststudenten:

- http://univideo.uni-kassel.de/video/1628/

- http://univideo.uni-kassel.de/video/1626/

Folgender Link führt zu einem Film "University of Kassel: A Walk Through Kassel". Er gibt einen Überblick über die kulturellen Sehenswürdigkeiten der Stadt Kassel:
- http://univideo.uni-kassel.de/video/326/

Im August 2013, passend zu unserer Ernährungsumstellung, bekamen wir, kurz vor Redaktionsschluss der 2. Auflage, von einer Studentin mit koreanischen Wurzeln aus New York ein Mandelbrotrezept, das ihre Mutter oft anwendet. (Siehe Rezeptteil).

2. Einschnitte

2.1 Warnschüsse

Bei einem Gesundheitscheck in den 70er Jahren stellte der Arzt bei mir erhöhte Harnsäurewerte fest und verschrieb mir das Medikament Allopurinol, welches ich täglich einnehmen musste. Selbst die Apothekerin in meinem Wohnort bezweifelte die langfristige Wirkung dieses Präparats. Leider glaubte ich mehr an meinen Hausarzt und nahm konsequent das Medikament weiter. Jahre später, bei einer Dienstreise in Schweden ging mir dieses Medikament aus. So ging ich in die Apotheke, um mir eine neue Packung zu holen. Da das Präparat verschreibungspflichtig ist, musste ich zuerst einen Arzt aufsuchen. Dieser Arzt klärte mich auf und sagte, dass ich dieses Medikament nicht unbedingt nehmen muss. Es würde auch ohne gehen. Ich solle nur versuchen mehr Wasser zu trinken. Bei einem der nächsten Checks waren die Harnsäurewerte wieder im Normbereich, und das ohne Medikament.

Erste Anzeichen einer Unregelmäßigkeit des Herzens bekam ich im November 1995 nach einem Saunagang auf Norderney. Ich konnte nur mit Hilfe anderer Besucher und meiner Frau hinaus an die frische Luft geleitet werden. Bei einem Wanderausflug mit Freunden, einige Jahre später, erlitt ich vor dem Abendessen einen weiteren Schwächeanfall und meine Freunde leisteten erste Hilfe, ohne dass ein Arzt hinzugezogen wurde. Bei einem Waldspaziergang im März 2006, ich war 59 Jahre alt, bemerkte ich eine große Schwäche. Ich konnte mich kaum halten und mit Unterstützung meiner Frau beendeten wir ganz langsam den Rundgang ohne fremde Hilfe. Ich setzte mich vorsichtig auf den Beifahrersitz und sie fuhr das Auto nach Hause. Nach einigen Stunden war bei mir alles wieder in Ordnung. Beim nächsten Arztbesuch erzählte ich von diesem Vorfall, und der Arzt verordnete mir eine Katheter Untersuchung. Es wurde eine Verengung eines Herzkranzgefäßes festgestellt und ein Stent eingesetzt. Der Stationsarzt verschrieb mir 3 Medikamente. Eines um den Blutdruck zu regeln, eines um das Blut flüssig zu halten und eines um das Cholesterin zu senken. Er empfahl mir diese Medikamente konsequent und lebenslang einzunehmen. Weitere Ratschläge fehlten. 3 Jahre später, bei einer vorsorglich weiteren Katheter Untersuchung musste mir ein weiterer Stent gesetzt werden.

Im Jahre 2008 bekam ich von einem weiteren Arzt den Rat die cholesterinsenkende Dosis zu erhöhen, damit eine bessere Wirkung erzielt werden könnte. Als unser zweiter Sohn im Jahre 2010 nach Bayern umzog und ich ihm half, bekam ich große Muskelschmerzen in den Oberschenkeln, so dass ich kaum stehen konnte. Ich hatte nur noch das Bedürfnis mich in einen Rollstuhl zu setzen und mich nicht mehr zu bewegen. Das war für mich ein Zeichen, die Vollbremse ziehen zu müssen. Ich habe angefangen zu recherchieren, wie ich aus dieser Situation herauskommen könnte. So entschied ich die Cholesterinsenker komplett abzusetzen, da auf dem Beipackzettel stand, dass dieses Medikament als Nebenwirkung auch Muskelzerstörung verursachen kann. Mit der Nahrung versuchte ich cholesterinhaltige Speisen zu meiden. Die Gliederschmerzen ließen mit den Jahren nach. Ganz verschwunden sind sie bis heute noch nicht.

Seit Jahren versuchte ich, trotz Medikamenteneinnahme, mich gesundheitsbewusst zu ernähren, aber meine Blutwerte wurden nicht besser und mein Körpergewicht bewegte sich auf immer relativ hohem Niveau zwischen 76 und 78 kg bei 1,74 m Größe. Inzwischen wurden auch höhere Blutzuckerwerte festgestellt. Bei jeder vierteljährlichen Blutentnahme war der Zuckerwert immer ein Tick höher. Die Ernährungsberatungen halfen relativ wenig. Die Sprechstundenhilfe beruhigte mich und sagte, ich soll mir keine Sorgen machen. Wenn der Blutzuckerspiegel weiter steigen sollte, gäbe es Medikamente in Form von Tabletten. Sollten sie nicht ausreichen, könne man auch Insulin spritzen. Jeder Versuch meinen Gesundheitszustand zu verbessern scheiterte, und ich hatte Angst noch weitere Medikamente mit ihren Nebenwirkungen einnehmen zu müssen. Ich merkte, dass ich mich in einer Sackgasse befand.

Endlich gesund, schlank und fit   Roberto Longo

Im August 2011 erkrankte meine Frau an starkem Husten, den sie über viele Monate nicht in den Griff bekam, trotz zweimaliger Antibiotikagabe. Die Schulmedizin half nicht weiter.

2.2 Erkennung der Gefahren und Abwehr

Wir bekamen einen Tipp von unserer Freundin Hanne, das Reformhaus Zacharias in Kassel aufzusuchen und um Rat zu bitten. Herr Zacharias gab uns einige Tipps, darunter die Einnahme verschiedener natürlicher Mittel zur Stärkung des Immunsystems, und den Rat, die nahe gelegene Praxis von Frau Dr. Seewald aufzusuchen. Sie ist Naturärztin. Meine Frau bat mich, sie dorthin zu begleiten. Ich könne sicherlich auch davon profitieren, meine Probleme zu lösen. Sie verschrieb uns einige Mittel zur Entgiftung und eine 8-wöchige Diät, die wir gemeinsam befolgten.

Eines Tages, als ich in dem Untersuchungsraum der Praxis saß und wartete, sah ich eine Reihe von Büchern im Regal stehen und unter anderem fiel mir ein Buch mit dem Titel „Diabetes heilen ohne Medikamente" von Frau Suzy Cohen besonders auf. Einige Augenblicke zögerte ich, dann stand ich schnell auf und schnappte mir dieses Buch und las einige Passagen daraus, ich blätterte kurz durch und fand es sehr interessant, notierte mir die ISBN-Nummer und bestellte es. Ein Kapitel stach mir besonders ins Auge. Von Seite 70 bis Seite 93 „Milch und Brot, Ursache so mancher Not". Da fiel mir die Warnung von Frau Dr.Terezia Krüger ein, die sie uns schon im Jahre 2003 gab, von Brot und Milchprodukten Abstand zu nehmen. Hier fand ich die Bestätigung. **Ohne zu zögern, strich ich sofort vorsichtshalber radikal beide Nahrungsmittel aus dem Speiseplan, zusammen mit allen zugehörigen Produkten, wie jeglichen industriell verarbeiteten Brot-Belag wie Wurstwaren etc., Getreideprodukte (außer gelegentlich Dinkelvollkorn), Nudeln, Käse, sowie Speiseeis, das ich sowieso seit langem meide.**

Es war eine Entscheidung ähnlich wie die, die ich im Jahre 1972 traf, um mit dem Rauchen aufzuhören. Ein glatter Schnitt führte damals zum Erfolg. Da musste ich einfach Schluss machen mit solchen Nahrungsmitteln. Zusammen mit Wurst- und Süßwaren machten sie mich abhängig und es war für mich sehr schwer, wenig davon zu verzehren. Zucker habe ich sowieso seit Jahren gemieden, so wie Schweinefleisch aber ohne nennenswerten Erfolg. Die Strategie von allem etwas weniger zu essen, z. B. nur 3 Scheiben Wurst und eine Scheibe mageren Käse und ein Knäckebrot, und dass man auf Fettgehalt achten soll und nur eine Praline etc. konnte bei mir nicht zum Erfolg führen. Es ist erstaunlich, dass doch so viele Fachleute den gesundheitlichen Wert der Nahrungsmittel anzweifeln, den uns die Nahrungsmittelindustrie anbietet. Die Pharmaindustrie nutzt natürlich die Chance dort verursachten Krankheiten gewinnbringend zu bekämpfen. Die Medikamente sind oft wirkungslos, im Gegenteil, ihre Nebenwirkungen sind so schlimm, dass sie manchmal mehr Schäden als Nutzen anrichten können. Mit der dauerhaften Einnahme von Medikamenten, erhalten die Patienten oft den Eindruck, den Freibrief zu haben, weiter so unbeschwert sich zu ernähren wie vorher und ohne jegliche Einschränkung. Ärzte, Krankenkassen, Medizinischer Dienst, Nahrungs- und Pharmaindustrie, Politik, die EU mit ihren Butterbergen, die Universitäten, die die Ärzteschaft schult und der Patient. Alle machen in diesem Spiel mit. Der letzte dieser Kette ist derjenige, der das Hamsterrad dreht und das Ganze mit der Schädigung seiner Gesundheit bezahlt.

Die Bundesregierung hat vor kurzem eine Kampagne für mehr Prävention von Krankheiten gestartet. Man liest in den Zeitungen oft, dass Veranstaltungen diesbezüglich organisiert werden. Ich frage mich nur, ob die Verantwortlichen wirklich daran interessiert sind, Klartext zu schaffen und die Verursacher unserer Zivilisationskrankheiten, ohne Rücksicht auf Lobbyisten an den Pranger zu stellen und konsequent zu bekämpfen. Ich vermute, sie denken mehr an weitere Einnahmequellen wie neue kostenintensive Präparate und wie sie ihre aufgebauschte medizinische Maschinerie besser auslasten können.

Von meinen sehr guten Erfahrungen mit der Schulmedizin bei der Lösung von Problemen in Not- und Akut-Situationen abgesehen, scheint mir eine langfristige Genesung in diesem Gesundheitssystem, das nur auf Symptome reagiert, kaum möglich. Wir werden mit Medikamenten auf Dauer eingestellt, werden nie richtig gesund und fördern somit dieses System. Immer so weiter. Einigermaßen können wir ja leben bis wir ein langes, oft nicht mehr lebenswertes Alter erreicht haben. Wir ernähren und kurieren uns, so wie die Fernsehwerbung es Tag für Tag vermittelt und alle sind glücklich.

Ich möchte an dieser Stelle den mutigen Arzt Dr. med. Thomas Kroiss zitieren, der in seinem Buch „Heilung statt Pillen" schreibt:

„Chemische Mittel können Leben retten, machen aber niemand gesund" und weiter: *„Ich halte es für einen ärztlichen Kunstfehler, den Patienten nicht über alle wirksamen, derzeit möglichen Therapien zu informieren."*

Und weiterhin schreibt er:

„Ärzte und Patienten sitzen im selben Boot".

„... Es sind ausschließlich wirtschaftliche Gesichtspunkte entscheidend für die Richtung, in die das Schiff „Medizin" gelenkt wird. So kommt es dass man in der Medizin nicht mehr Medizin, sondern Pharma betreibt, und dass Ärzte im selben Boot wie die Patienten sitzen, nämlich Opfer oder Figuren in einem höheren Spiel."

Und zu einer weiteren Krankheit:

„Arthritis: Die Erkrankung wird chronisch und der Patient muss ein Leben lang Medikamente schlucken. Das dient zumindest der Pharmaindustrie. Die Gesunden leiden auch darunter, weil sie diese Vorgangsweise mitfinanzieren müssen."

Bei meinen Erkrankungen habe ich bis heute Glück gehabt. Ich habe immer wieder Notsignale erhalten. Leider habe sie manchmal vernachlässigt. Z. B. mein Krankenhausaufenthalt in 1985, wegen einer Hämorrhoiden Operation, der nach wiederholten erfolglosen ambulanten Verödungseingriffen notwendig wurde. Im Flur des Marienkrankenhauses hing ein Plakat an der Wand, das ich heute noch präsent in meinem Gedächtnis habe. Damals, nach Operation und Nachwehen, geriet es schnell in Vergessenheit. Es hatte die Aufschrift: **„weich rein, hart raus ... hart rein, weich raus"**. Aus heutiger Sicht gilt allerdings diese Gesetzmäßigkeit nicht beim Verzehr von grünen Smoothies (Mixspeisen, Shakes oder Cocktails), welche ich später im Rezeptteil vorstellen werde. Da gesellt sich die Hämorrhoiden Problematik mit der daraus resultierenden Darmträgheit zu den übrigen Zivilisationskrankheiten, die mit der von mir befolgten Diät vermieden werden können. Teilweise habe ich Warnungen ernst genommen und mit den Mitteln bekämpft, die ich zu jener Zeit zur Verfügung hatte, aber teilweise wurde ich von der Fernsehwerbung beeinflusst. Als Beispiel nahm ich die cholesterinsenkende Becel-Margarine, die nach meiner Meinung nichts taugt wie 99% aller industriell verarbeiteten und somit denaturierten Produkte. Bezüglich der Marke Becel gibt es bei Google eine ganze Menge Hinweise, die meine Meinung bestätigen. Hier einige kritische Titel:

Ist Becel ungesund?: Foodwatch verklagt Unilever - N24.de

"Gesunde" Margarine verursacht Probleme in Gefäßen - Die Welt

Der Cholestrinsenker-Betrug - oder wie Becel & Co uns für blöde ...

Von der Krankenkasse bekam ich keine wirkungsvolle Hilfe für die Lösung meiner Gesundheitsprobleme. In der Praxis meines Arztes wurde ich über Zivilisationskrankheiten mehrmals informiert, aber meine Gesundheit wurde nicht wesentlich besser. Die Ernährungspyramide, die dort immer wieder gezeigt wurde, beinhaltet aus meiner heutigen Sicht ausnahmslos alle denaturierten Nahrungsmittel, die auch in geringen Mengen, für gesundheitlich angeschlagene Menschen nicht geeignet sind und vom Speiseplan gestrichen werden sollten.

Ich bat die Krankenkasse mehrmals, wegen meiner andauernden Stoffwechselprobleme mir eine stationäre Kur zu genehmigen, in der Hoffnung, dort Hilfe zu bekommen. Sie wurde immer abgelehnt. Ich bezweifele im Nachhinein, ob ich dort die richtige Hilfe bekommen hätte. Also bin ich heute froh, dass meine eigenen einjährigen Recherchen Früchte tragen, und ich hoffe, dass meine Frau und ich noch ein paar Jahre gesund zusammenbleiben können. Mit meiner neuen Diät und nach weiteren Recherchen bei allen Medien, habe ich meine Blutwerte in den Normbereich gesenkt und nebenbei erreichte ich mein Wohlfühlgewicht, das auch dem Idealgewicht entspricht. Ich denke, dass diese Diät auch noch die Möglichkeit gibt, anderen Krankheiten vorzubeugen, sie zu lindern oder sogar zu heilen.

2.3.1 Sind Kuhmilch und Brot wirklich gesund? (Stand Juli 2013)

Aus dem Buch „Diabetes heilen ohne Medikamente" zitiere ich einige Passagen aus dem Kapitel „Milch und Brot Ursache so mancher Not" auf Seite 70, um die Bestätigung zu untermauern, die richtige Entscheidung mit dem Verzicht auf o. g. Nahrungsmitteln getroffen zu haben:
„ *2002 enthielt ein Liter kalifornische Milch im Schnitt noch 298 Eiterzellen. 2003, nur ein Jahr später waren es bereits elf Millionen Eiterzellen pro Liter mehr, und dazu noch Spuren von Blut, Schleim, Fäkalien und gefährlichen Mikroorganismen.* "

„Vorsicht bei Getreide
Doch leider ist Milch nicht das einzige bedenkliche Lebensmittel, wenn Sie an Diabetes oder anderen Blutzuckerproblemen leiden. Wie bereits in Kapitel 1 erwähnt, kann Brot besonders heikel sein. Viele Gesundheitsexperten halten eine milchfreie Ernährung für nicht so entscheidend wie eine Gluten freie. ... Genauso wie Milch ein problematisches Eiweiß (Kasein) enthält, so auch der Weizen. Das Problemprotein im Weizen ist als Gluten bekannt. ... Die bekanntesten glutenhaltigen Mehlsorten, die Sie meiden sollten, sind Weizen-, Roggen-, Gerste-, Dinkel- und Kamutmehl. ...

Der Kuhmilchkonsum ist nur in Europa und Amerika verbreitet, dort befinden sich die meisten Diabetiker.
In Ländern außerhalb dieser zwei Kontinente war Kuhmilch und ihre Produkte als tägliches Nahrungsmittel so gut wie unbekannt.

„Inzwischen kauft aber China die gesamten Milchpulvervorräte dieser Welt auf". Diese Meldung kursierte verstärkt vor kurzem in der Presse. Nun frage ich mich, ob dies das Ergebnis der Welthungerhilfe ist. Ich würde sagen, damit exportiert man alle unsere Zivilisationskrankheiten dorthin.

Selbstverständlich frage ich mich auch, ob ich meine neuen Erkenntnisse auf die Babynahrung übertragen kann. **Aus dem Buch von Frau Dr. Collier entnehme ich den Hinweis, dass der Verdauungsapparat des Kindes langsam einer gesunden Normalkost angepasst werden muss, ohne Milchzufuhr. Ich denke, dass man mit Mandel-, Reis und Hafermilch in Bio-Qualität, weiteren natürlichen Produkten vor allem Gemüse, Obst und mit einer Gabel oder einem Mixer diesbezüglich diese Problematik erfolgreich meistern kann.**
Selbstgemachter Brei schmeckt bestimmt besser und ist natürlicher und gesünder als Fertigprodukte, die oft aus irgendwelchen technischen oder hygienischen Gründen vom Markt wieder zurückgenommen werden müssen.

Frau Dr. Renate Collier schreibt auf Seite 26 dazu:

Milch, Getreide und tierische Produkte wie Fleisch, Wurst oder Eier haben eines gemeinsam: sie sind Eiweißträger. Beim Getreide ist Gluten das Eiweiß. Hier befinden wir uns wieder bei dem Thema der Milchallergie.

Die Kuhmilch und Folgeprodukte sind ein typisches Beispiel von ungeeigneter Nahrung wie Frau Dr. Renate Collier auf Seite 23 in ihrem Buch „Milchallergie" beschreibt:

„Was man bisher über Schädlichkeit oder Eignung der Milch als Lebensmittel weiß

Mir ist folgendes aufgefallen
1. *Schon frühzeitig in verschiedenen Ländern und Kulturen stand die Milch keineswegs, wie bei uns, im Vordergrund der Ernährung für Kinder und Erwachsene. Ganz im Gegenteil wurde sie nur gelegentlich „zum Vergnügen genossen. Auch im Westen ist erstmals Kuhmilch im Jahre 1793 einem Säugling zum Trinken angeboten worden.*
2. *Dies änderte sich drastisch in unserem Jahrhundert, nachdem das Consumer Bulletin, New York, Ausgabe 1959, folgendes veröffentlichte:*
„Der Bekannte Ernährungsexperte, der einem ausgedehnten Genuss von Milch zum Zwecke der Supergesundheit befürwortete, drückte die Ansicht aus, dass Milch das natürlichste aller

Nahrungsmittel sei, die die Natur zum alleinigen Zweck, als Nahrung zu dienen hervorgebracht hat. Sein Gedanke fand besonderen Anklang bei einigen prominenten Diätärzten und Entwicklungswissenschaftlern sowie Mitarbeitern an Landwirtschaftsschulen von denen viele erfreut die Ansicht akzeptierten und verbreiteten. **" In diesem Artikel liegt versteckt ein Denkfehler, nämlich es fehlt der kleine Zusatz „ ...als Nahrung für den Nachwuchs der betreffenden Muttertiere"".**

Ein weiteres Zitat von Frau Dr. Collier auf Seite 43:

„Kurze Zusammenfassung

1. *Milch und* **Milchprodukte** *sind als Übergangskost nach dem* **Abstillen von Säuglingen und Kleinkindern ungeeignet.** *Beim Mensch geht die Laktaseproduktion, die zur Verdauung von Milch und ihren Folgeprodukten wichtig ist, ab dem 3. Lebensjahr zurück.*
2. **Der Verdauungsapparat des Kindes muss langsam einer gesunden Normalkost angepasst werden, ohne Milchzufuhr.**
3. *Im Alter von 8 bis 9 Jahren hat der Darm die Höhe seiner Leistungsfähigkeit erreicht. Von da an kann er vorsichtig auch Milchprodukte verdauen. Nichtverträglichkeit führt u Symptomen: an der Haut, an den Schleimhäuten und in zunehmendem Maße zu Infekt Anfälligkeit.*
4. *Wer Symptome (unter N. 3) nicht beachtet, schädigt zunehmend sein Immunsystem und wird häufig an akuten, später chronischen Organ- und Systemerkrankungen leiden, bis zur Entwicklung bösartiger Tumore, AIDS, Pilzerkrankungen und anderen degenerativen Krankheiten".*

Dieses Buch hatte sich meine Frau im Jahr 2000 gekauft und lag bei ihr vergessen auf dem Nachtspind. Beim Zusammenstellen der Literatur im Zusammenhang mit meinen Recherchen, holte sie dieses Buch wieder vor und gab es mir. Aus heutiger Sicht könnte man ihre Kinderkrankheiten und ihre Folgen bis zum heutigen Tag mit der Kuhmilch in Zusammenhang bringen, die sie als Kind zum Trinken bekam.

Bei Amazon entdeckte ich eine Rezension über folgendes Buch, die zum Nachdenken anregt:

„Ein Krimi der keiner ist, 25. Mai 2009

Von Mara Tonia "Toni" Rezension bezieht sich auf: Der Murks mit der Milch: Gesundheitsgefährdung durch Milch. Genmanipulation und Turbo-Kuh. Vom Lebensmittel zum Industrieprodukt (Gebundene Ausgabe).

Ich habe dieses Buch an einem Abend durchgelesen.

Es las sich wie ein Krimi. Leider ist es keiner. Ich war ziemlich bestürzt als ich gelesen habe, was so alles mit der Milch angestellt wird, bevor sie bei uns Verbrauchern landet und welche Auswirkung die Verarbeitung der Milch auf unsere Gesundheit hat.

Zunächst wollte ich nicht glauben, was ich da las. Die Behauptung, dass die Milch uns Menschen mehr schadet als nützt schien mir doch sehr weit hergeholt.

Ich hab` das Buch dann gleich nochmal gelesen, weil ich doch sehr verunsichert war -stellt doch das Buch alles in Frage was ich bis dato über die Milch wusste. Nach dem 2mal Lesen war ich endgültig davon überzeugt, dass die Autoren Recht haben und unsere Gesundheit wirtschaftlichen Interessen geopfert wird.

Inzwischen habe ich die Milch aus meinem Speiseplan gestrichen ohne Schaden zu nehmen.

Da mein Sohn auf Kuhmilch allergisch reagierte(er bekam Ausschlag) war es ein Segen für mich zu erfahren, dass dieses angeblich so lebensnotwendige Nahrungsmittel überhaupt nicht notwendig ist. Bisher hatte ich angenommen, dass Milch unbedingt nötig sei. Die Autoren zeichnen überzeugend auf, das dem ganz und gar nicht so ist. Ein Buch, welches insbesondere auch für werdende Mütter geeignet ist, die sich nicht zwischen Stillen und Flaschennahrung entscheiden können. Nach der Lektüre des Buches dürfte es darüber keine Zweifel mehr geben."

Es gibt bei Amazon noch weitere Rezensionen zum o. g. Buch zu durchstöbern.

Aus dem Buch „Diabetes heilen ohne Medikamente „ von Suzy Cohen zitiere ich jetzt eine weitere Passage auf Seite 74 zu diesem Thema:

„Die Milch-Diabetes-Connection

Wie kann nun aber etwas, das so rein und gesund zu sein scheint wie Kuhmilch, zu einer ernsthaften Erkrankung wie Typ-1-Diabetes beitragen oder sogar hervorrufen? Der Ablauf ist so:

- *Babys werden sehr früh von der Brust entwöhnt und auf Kuhmilch oder milchhaltige Säuglingsnahrung umgestellt*
- *Die Milch gelangt in de Dünndarm, wo sie zu winzigen Bestandteilen verdaut wird. Einige Milchproteine, wie beispielweise das Kasein wird in ihre Bestandteile, Aminosäuren, aufgespalten*
- *Bei empfindlichen Kindern wird die Milch nicht vollständig verdaut, sodass die nur teilweise verdauten Nahrungsteilchen aus dem Darm ins Blut gehen, wo sie allmählich Symptome hervorrufen*
- *Das Immunsystem sagt: „Was macht ihr großen Kugeln da im Blut? Raus mit euch!" und verteidigt den Körper, indem es diese fremden Proteine, die nicht im Blut oder im Gewebe sein sollten, angreift und zu zerstören versucht. Und was passiert? Unglücklicherweise sehen diese Proteinfragmente den ß-Zellen in der Bauchspeicheldrüse des Säuglings sehr ähnlich, und das Immunsystem des Kleinen kann zwischen den Zellen der Bauchspeicheldrüse und den fremden Proteinen nicht unterscheiden. Es lanciert deshalb einen umfassenden Angriff und zerstört – unseligerweise – beide*
- *Sind erst einmal genügend ß-Zellen durch das wohlmeinende Immunsystem zerstört, kann ein Kleinkind kein Insulin mehr produzieren. Hereinspaziert, Diabetes für den Rest des Lebens dieses Kindes"*

Ein Videoclip „Risikofaktor Milch" von Prof Dr. Veith (Es gibt mehrere Videoclips bei YouTube von ihm) zeigt, was Milch, Käse und alle Milchprodukte anrichten können. Sahne, Mozzarella und Butter sollen weniger schädlich sein, weil sie wegen hohen Fettanteils wenig Eiweiß haben.

Folgenden Link kopieren und in Google /Video eintippen und anschauen:

- http://www.youtube.com/watch?v=jEExUb6Z8X0

in dem Buch „KREBS EINE UMWELTKRANKHEIT?" von Dr. Klaus-Dietrich Runow aus Wolfhagen, Ausgabe 2013, steht auf Seite 216:

„Darmtherapie (Regulierung und Aufbau der Darmflora): Nahrungsmittel, die allergische bzw. pseudoallergische Reaktionen verursachen, müssen gemieden werden. Das Weglassen kann durchaus auch Grundnahrungsmittel wie Milch (bzw. Milchzucker), Getreide (Gluten), Ei, Nüsse, Zucker etc. betreffen ..."

Dass wir wegen des hohen Calciumgehalts Milch trinken sollten, wird in dem Buch „Heilpflanzentherapie" von Frau Doris Grappendorf auf Seite 416 widerlegt:

„Auch das Argument, wir benötigen Milchprodukte wegen des in ihnen enthaltenen Calciums ist mittlerweile widerlegt. Man weiß heute, dass Milchprodukte sogar Osteoporose fördern, da sie den Körper sauer machen. In einer gesunden Ernährung mit frischem Gemüse ist ausreichend Kalzium enthalten. Alternativ zu Milch könnten Produkte wie Hafermilch oder Sojamilch verwendet werden."

In dem Buch „Heilpflanzentherapie" von Frau Doris Grappendorf liest man auf Seite 416 zu Kuhmilchprodukten:
„Unverträglichkeiten von Kuhmilch nehmen immer mehr zu. Oft wissen die Menschen nicht einmal davon, klagen aber über Verdauungsbeschwerden."

2.3.2 Sind Kuhmilch und Brot wirklich gesund? (Stand August 2013)

Getreideprodukte auf dem Prüfstand

Seit einiger Zeit ist mir im Netz ein Buch mit dem Titel **„Weizenwampe"** **„Warum Weizen dick und krank macht" „The New York Times BESTSELLER Nr. 1"** von Dr. med. William Davis aufgefallen. Da ich noch etwas mehr Bestätigungen brauche, um die Schädlichkeit von Brot und allen Getreidesorten zu beweisen, entscheide ich mich, dieses Buch Mitte Juli 2013 zu kaufen. In der Buchbeschreibung steht folgendes:

„Der Weizenverzehr in der westlichen Welt ist extrem hoch. In Deutschland hat Weizen gegenüber anderem Getreide einen Ernährungsanteil von sieben zu eins, Tendenz steigend. Kaum jemand weiß, dass der Weizen für viele körperliche Beschwerden (neben offensichtlichen wie Zöliakie) mitverantwortlich ist: Übergewicht, Diabetes, Osteoporose, hoher Cholesterinspiegel, beschleunigte Zellalterung oder Herzbeschwerden. Grund dafür ist die genetische Veränderung des Getreides in der Mitte des 20. Jahrhunderts zur effizienten Nutzung."

Im Vorwort finde ich einen weiteren interessanten Passus zum Thema Brot in allen Variationen (auch Vollkornbrot), den ich zitieren möchte:

„In diesem Buch geht es um die These, dass Brot und andere weizenhaltige Produkte nicht nur ungesund sind, sondern zu den schädlichsten Nahrungsmitteln überhaupt gehören. Aus gesundheitlicher Sicht stellen sie das perfekte trojanische Pferd dar, das brav und unscheinbar auf dem Tisch landet, aber der Gesundheit auf schier unvorstellbare Weise schadet. Ich werde belegen, dass viele auch in Deutschland sehr verbreitete Gesundheitsprobleme, vom Übergewicht über Diabetes, Arthrose und Sodbrennen bis hin zu Demenz, nur die logische Folge des Verzehrs von Ihrem geliebten täglichen Brot sind, ob Bauernbrot oder Schwarzbrot, insbesondere aber von Weizenbrot."

Meine Entscheidung, das Brot von meinem Speiseplan zu streichen, stand bereits im Juni 2012 fest, nachdem ich schriftlich in der heutigen Literatur sehen konnte, was die Ärztin Dr. Terezia Krüger unserer Familie Anfang 2003 ans Herz legte und zwar von Brot und Milchprodukten Abstand zu nehmen. Mit dem aktuellen Buch von Dr. Davis habe ich nun ein Werkzeug in der Hand, das eine ganze Menge Bestätigungen liefert.

Als ich in der Arztpraxis Anfang der 80er Jahren auf der Liege bei einer Vorsorgeuntersuchung lag, wurde mein Bauch abgetastet und ultraschalluntersucht. „Fettleber" sagte der Arzt. Vom Hörensagen wusste ich, dass es eigentlich nur bei erhöhtem Alkoholkonsum zu einer Fettleber kommt. Das war bei mir nicht der Fall. Damals musste ich diese Tatsache einfach akzeptieren. Es gab keine Möglichkeit diesen Zustand zu korrigieren. Aus heutiger Sicht weiß ich, dass diese Ablagerung hauptsächlich vom Weizenverzehr kommt. Nicht nur die Leber ist betroffen. Die Augen (grauer Star), das Herz, die Bauchspeicheldrüse, die Nieren, das Gehirn gehören auch dazu. Dass der Weizen den Blutzucker höher schießen lässt als Haushaltszucker wusste ich auch nicht.
Dr. Davis schlägt unter anderem vor in seinem Buch auf Seite 294:

Zum Thema Genießen „ *Sehr selten oder gar nicht*

- *…*
- *Weizenprodukte jeglicher Art zu streichen (Brot, Brötchen, Pizza; Pasta, Teigwaren; Kekse, Kuchen; Frühstücksflocken; Pfannkuchen, Waffeln) aber auch Couscous, Bulgur, Roggen, Gerste, Dinkel, Grünkern und Triticale.*
- *Glutenfreie Produkte, vor allem, wenn ersatzweise Stärke aus Mais, Reis, Kartoffeln oder Tapjoka verwendet wurde.*
- *…"*

An einem Sommerabend 2013 im Freundeskreis, wurde der ausgiebige Rotweinkonsum der Franzosen thematisiert. Sie würden aber nach einer Studie zu urteilen, oft an der Erkrankung der Bauchspeicheldrüse leiden. Die logische Konsequenz, der Rotwein müsste daran schuld sein. Zunächst fiel mir keine weitere mögliche Ursache ein. Ein paar Tage später jedoch zwei weitere Verdächtige. Außer Rotwein, konsumieren die Franzosen ihre heißgeliebten Baguettes und natürlich viel Käse. Im Buch „Weizenwampe" auf Seite 284 liest man zu dem Thema Kohlenhydrate allgemein: *„In meinen Augen hat ein Teil der Welt gerade 40 Jahre exzessiven Kohlenhydratverzehr hinter sich. Seit den 1970er Jahren haben wir uns durch all die neuen Produkte in den Supermärkten gefuttert – Kohlenhydrate morgens, mittags, abends und zwischendurch. Damit waren wir auch über Jahrzehnte hinweg ständigen Blutzuckerschwankungen und starker Glykierung ausgesetzt, einer zunehmenden Insulinresistenz, dem Wachstum von Bauchfett und Entzündungsreaktionen, bis die Bauchspeicheldrüse schlapp macht, weil sie mit der Insulinproduktion einfach nicht mehr hinterherkommt.*

Fazit:

Zum Thema Getreideprodukte, liege ich mit meiner im Juli 2012 getroffenen Entscheidung nur Dinkel-Produkte sehr selten zu genießen auf derselben Wellenlänge wie Herr Dr. Davis und bin damit sehr zufrieden.

Milchprodukte auf dem Prüfstand

Dr. Davis schlägt unter anderem vor in seinem Buch auf Seite 293:

Zum Thema *„Unbegrenzt erlaubt*

- *...*
- *Käse*
- *..."*

Zum Thema *„Begrenzt genießen*

- *Andere Milchprodukte als Käse: Milch, Quark, Joghurt, Butter.*
- *..."*

Fazit:

Zum Thema Milch und Milchprodukte wundere ich mich, dass Dr. Davis das Thema Vorbeugung und Genesung von Krankheiten, die in Relation zum Milchverzehr stehen nicht ausreichend behandelt hat. **Für meine Person verbleibe ich bei meiner Entscheidung, alle Milchprodukte von meinem Speiseplan zu streichen, um ein breiteres Spektrum an Krankheiten abwehren zu können.** Diese Meinung deckt sich übrigens mit derer der Experten Suzy Cohen, Dr. Veith, Markus Rothkranz, Victoria Boutenko und Dr. Renate Collier. Milch und Milchprodukte sind zusammen mit Getreide für die Entstehung der meisten Zivilisationskrankheiten verantwortlich.

Milch, Käse und Milchprodukte

Zu diesem Thema schreibt Markus Rothkranz auf Seiten 45 und 46 seines Buches „Heile dich selbst" sehr detailliert die Problematik, die der Kuhmilchverzehr verursachen kann:

„In den Ländern mit dem größten Verzehr von Milchprodukten, zu denen auch Joghurt, Sauerrahm, weiße Fertig-Salatsaucen sowie Speiseeis gehören , ist prozentual gesehen die Anzahl der Menschen, die an degenerativen Knochenerkrankungen (wie zum Beispiel Osteoporose), Herzbeschwerden, Brustkrebs, Allergien, Diabetes und Multipler Sklerose leiden, am höchsten. In den USA werden mehr Milchprodukte verzehrt als im gesamten Rest der Welt, und dort gibt es die weltweit meisten Fälle von Osteoporose und schwachen Knochen. Milch versorgt unsere Knochen nicht mit Kalzium, sondern ist im Gegenteil sogar ein ausgesprochener Kalziumräuber, der die Knochen schwach, weich und brüchig macht. Das liegt daran, dass Milchprodukte den Körper übersäuern. Als Gegenreaktion zieht der Körper alkalische Mineralstoffe aus den Speichern, hauptsächlich den Knochen, um die Übersäuerung zu neutralisieren. Das Ergebnis ist ironischerweise Kalziummangel. Kuhmilch hat nicht dieselben positiven Wirkungen auf den Menschen wie Muttermilch. Milch und Käse sind die Hauptursache für Arthritis, Verstopfung, Allergien, Asthma, Koliken, Nebenhöhlenprobleme, Herzbeschwerden, Erkrankung der Eierstöcke, Anämie, insulinabhängige Diabetes, Grauer Star, Übergewicht, Blutstauung, Lungenprobleme und sogar Krebs. Sie werden auch in direkte Verbindung mit Herzinfarkt und

Schlaganfall gebracht. Bei Autopsien wurde festgestellt, dass die Herzwände Verstorbener innen von einer dicken weißen Schicht überzogen waren. Es handelte sich hierbei um Plaques –aus Kalzium! Die Wirkung ist dieselbe als würdest du den Motor deines Wagens mit Zement schmieren statt mit Öl. Milchprodukte fördern die Bildung von Ablagerungen, die Darm, Lunge und Fortpflanzungsorgane und andere Kanäle in unserem Körper verstopfen können. Diese Ablagerungen behindern auch die Zellatmung. Wenn sich an verschiedenen Stellen des Körpers weiße Flecken zeigen, so ist das ein Indiz dafür, dass sich im gesamten Atmungs- und Fortpflanzungsapparat Kalzium- und Fettablagerungen gebildet haben. Die Regulierung des Kalziumshaushalts ist ein komplexer Vorgang, an dem auch Hormone beteiligt sind. Treten Störungen auf, so können …. , " Dieses Kapitel geht weiter. Ich würde gerne weiterzitieren. Das würde aber den Rahmen sprengen. Wer mehr davon wissen möchte, kann ich dieses Buch empfehlen. Die Liste der Krankheiten, die der Milchkonsum verursachen kann, ist lang. Ich habe genug darüber berichtet und auch von Werken anderer Autoren zitiert.

Zum Thema Stillen erinnere ich mich sehr gern an meine Jugendzeit zurück. Meine Mutter erzählte mir, dass Ihre Schwester dem Sohn eines angesehenen Bauingenieurs als Baby die Brust gab, weil seine Mutter ihn nicht stillen konnte. Meine Tante hatte so viel Milch, dass sie außer ihrem Baby, noch ein weiteres ernähren konnte. Er und seine ganze Familie waren uns ihr ganzes Leben lang dankbar. Unsere Verbindungen vertieften sich dadurch umso mehr. Natürlich frage ich mich, warum es damals im Jahre 1943 möglich war und heute nur wenig praktiziert wird. Leider wird sehr schnell zu industriell hergestellten Produkten gegriffen. Die Mütter nehmen so ein größeres Risiko in Kauf, ihre Babys nicht nur mit denaturierter, sondern auch unter Umständen mit schadhafter Nahrung zu versorgen. Am 06. August 2013 konnten wir wieder im Handelsblatt, diesmal auf Seite 20 lesen, dass ein neuseeländischer Milchproduzent chinesische Eltern verunsichert. Der Titel des Artikels lautete *„Gefährliche Babykost"*. Die Untertitel lauteten *„Milchprodukte können eine Vergiftung verursachen"* und *„Chinesen kaufen verstärkt in Deutschland"*.

2.3.3 Was könnte die Politik noch tun, um unsere Gesundheit zu schützen? (Stand August 2013)

Weizen als Krankmacher

Laut Dr. Davis, ist der seit den 60er Jahren genmanipulierte, tausendfach überzüchtete Weizen, für die Entstehung der meisten Zivilisationskrankheiten hauptverantwortlich. Die Politik kann diese Tatsache nicht ignorieren. Maßnahmen müssen eingeleitet werden, auch um die Kostenexplosion im Gesundheitssystem einzuschränken. Es müssen vermehrt Rahmenbedingungen geschaffen werden, um den Anbau der ursprünglichen Getreidesorten wie Einkorn oder Emmer kostengünstig zu ermöglichen.

Kuhmilch als Krankmacher

Laut Markus Rothkranz, Frau Suzy Cohen, Prof. Dr. Veith ist auch die Kuhmilch mitverantwortlich an der Entstehung vieler Zivilisationskrankheiten. Auch hier muss die Politik umdenken und gegen eine große Lobby agieren.

Übermäßiger Fleischkonsum als Krankmacher

Als einzige Partei, möchten „Die Grünen" die Menschen motivieren weniger Fleisch zu essen. Trotz vieler Gegenstimmen, schlagen sie vor, einen fleischlosen Tag in deutschen Kantinen einzuführen. Das ist ein Schritt in die richtige Richtung. Besser wäre es, in den Schulen für Aufklärung zu sorgen und die Entscheidungen den Menschen zu überlassen. In der katholischen Religion wird schon vorgeschlagen, den Freitag als fleischlosen Tag zu praktizieren.

Zusammenfassung

Die Politik sollte nach meiner Meinung die Rahmenbedingungen schaffen, dass die Kinder in den Schulen über die Krankmacher ohne Rücksicht auf Lobbyisten aufgeklärt werden und Alternativen für eine gesunde Ernährung aufgezeigt bekommen.

3. Neue Perspektiven

3.1 Einjähriger Diätverlauf

Schon Anfang 2003 sagte uns Frau Dr. Terezia Krüger, wir sollen keine Milchprodukte (außer gelegentlich Sahne), Brot und Wurstwaren essen und stattdessen Süßkartoffeln, Kartoffeln, Vollkornreis und gelegentlich Fleisch. Sie führte bei unserer Familie einen Glukosetest durch. Bei mir stellte man damals schon eine Diabetesveranlagung fest. Eine Weile haben wir ihren Rat befolgt und irgendwann fielen wir wieder in den alten Trott und vergaßen alles.

Frau Dr. Seewald zeigte uns im Juni 2012 ein Video von Prof. Dr. Veith, der auch die Kuhmilch verteufelt und Sojaprodukte als Ersatz anpreist.

Dann gab es einen Fernsehfilm „Das Steinzeitrezept" in dem Prof. Arthur De Vany zusätzlich auch noch ersatzlos alle Kohlenhydrate, samt Kartoffeln und Sojaprodukte aus seinem Speiseplan streicht, aber für meine Begriffe zu viel Fleisch verzehrt. Dieses macht er in einer Fernsehsendung und in seinem Buch „Die Steinzeitdiät" klar. Ich werde die Kartoffeln trotzdem normal weiter essen aber Sojaprodukte reduzieren. Prof. De Vany schreibt, dass Kohlenhydrate, samt Bier, Pizza und Nudeln die Verweiblichung der Männer verursacht.

Die Milchprodukte werden auch von Dr. med. Renate Collier in dem Buch „Milchallergie, eine unterschätzte Gefahr" an den Pranger gestellt.

Endlich gesund, schlank und fit   Roberto Longo

Es ist natürlich schwer, ohne Milch- und Getreideprodukte auszukommen. Schließlich stamme ich aus einem Land, in dem sie eine fundamentale Rolle in der Ernährung spielen.

Alle Italiener lieben ihren Espresso, ihren Cappuccino, die Vorspeise, bestehend vorwiegend aus Pasta und gerade der Pastateller bekommt einen besonderen Ehrenplatz in der Speisekarte jeden Italieners. Ebenso Wurstwaren, Käse und Speiseeis gehören zu dem Stolz der italienischen Küche. Zu dieser Tragödie gesellen sich Brot, Kuchen, Schweinefleisch und Wurstwaren, die einen besonderen Platz auf dem Speiseplan aller Deutschen einnehmen. Ich persönlich habe alle diese Speisen besonders genossen. Bis vor kurzem habe ich fast alles gegessen was auf den Teller kam.

Nun ist es so weit. Alle oben genannte Speisen sind für mich nun, mit Ausnahme von gelegentlich Dinkelvollkorn, tabu. Inzwischen haben wiederentdeckte Leckereien auf meinem Speiseplan Platz eingenommen, die mir stets auf sehr angenehme Weise helfen, die frühere grenzenlose Essensweise zu vergessen. Und nun, fragt man sich: Wie kann ich meine Diät in die deutsch-italienische Küche einbringen, ohne einen Bruch der Tradition zu verursachen und welche neue Perspektiven eröffnen sich als Resultat meiner neuen Erkenntnisse? Aus diesem Grund möchte ich mit Hilfe meiner Frau weiter hinten einige Hinweise, Vorschläge und Rezepte niederschreiben, um diese für uns neue Art der Ernährung ins rechte Licht zu rücken. Ein kleiner Teil wird auch daraus bestehen, einige traditionelle Speisen beider und anderer Länder, die etwas verändert oder in Maßen und bei besonderen Anlässen genossen, keinen großen Schaden anrichten werden.

3.2 Die Diät, die den Erfolg bringt

Als erstes möchte ich ein Zitat wiederholen aus dem Buch „KREBS EINE UMWELTKRANKHEIT?" von Dr. Klaus-Dietrich Runow aus Wolfhagen, Ausgabe 2013, auf Seite 216:

„Darmtherapie (Regulierung und Aufbau der Darmflora): Nahrungsmittel, die allergische bzw. pseudoallergische Reaktionen verursachen, müssen gemieden werden. Das Weglassen kann durchaus auch Grundnahrungsmittel wie Milch (bzw. Milchzucker), Getreide (Gluten), Ei, Nüsse, Zucker etc. betreffen"

So würde ich meine Diät als Dauer-Darmtherapie bezeichnen. Beim Weglassen von allen Milchprodukten, Zucker und allen Cerealien bis gelegentlich etwas Dinkel, leistet man einen sehr guten Beitrag zur eigenen Prävention und Genesung von Krankheiten aller Art.

Kurz gesagt: Ich habe meinen größten gesundheitlichen Erfolg erreicht, in dem ich hart mit mir selbst war und bin und mit der Ernährungstradition meiner Eltern und Schwiegereltern südlich und nördlich der Alpen gebrochen habe. Es tut mir leid, aber es gibt mir wesentlich mehr Lebensqualität, obwohl ich gänzlich verzichte auf:

- **alle Sorten Brot, bis auf sehr wenig Dinkelvollkornbrot**
- **Nudeln bis auf sehr wenig Dinkelvollkornnudeln**
- **Pizza bis auf Dinkelvollkornpizza, Dinkelvollkornpiadina**
- **alle Kuhmilchprodukte**
- **alle Wurstwaren**
- **weißen Zucker**
- **Torten**

- **Kuchen bis auf Dinkelvollkornobstkuchen mit Erythrit (Zuckeraustauschstoff) oder ausnahmsweise Vollrohrzucker schwach gesüßt**
- **alle Getreideprodukte bis auf Dinkelvollkorn**

Im Gegenzug habe ich den Genuss aller in der Welt verbleibenden Nahrungsmittel als Ausgleich verstärkt, besonders durch den Verzehr von Smoothies und Mandeln.

Von den anfänglichen Anlaufschwierigkeiten abgesehen, habe ich diese Formel weitgehend seit Monaten befolgt. Kleine Ausnahmen bei außerordentlichen Ereignissen haben sich bei mir nicht negativ bei den Blutwerten und beim Körpergewicht bemerkbar gemacht. Nun habe ich aufgeführt, welche Produkte die Übeltäter sind, die mich dick und krank machen, und dass ich damit sehr vorsichtig umgehen muss. Je mehr ich auf o.g., für mich ungeeignete Nahrungsmittel verzichte, umso besser ist es. Das Streichen o. g. für mich ungeeigneter Lebensmittel wird in vielen Büchern und Medien geraten. Einige davon habe ich im Literaturverzeichnis aufgeführt. Weiter hinten befinden sich einige Rezepte mit den (wieder entdeckten) guten Zutaten der neuen Ernährung, die ich gerne in die traditionelle Küche integrieren möchte.

Nachfolgend gebe ich einige nützliche allgemeine Hinweise, die helfen können, ungeeignete Lebensmittel zu ersetzen:

- **Eine Schale Smoothee (siehe Rezeptteil) zum Frühstück langsam auslöffeln, manchmal auch mittags oder abends als Vorspeise oder Hauptgang.** Je mehr man davon zu sich nimmt, umso weniger braucht man von der nachfolgenden weniger gesunden warmen Hauptmahlzeit zu essen. Durch das Kochen werden weitgehend alle wichtigen Substanzen der Nahrungsmittel vernichtet. So ist es besser, die Nahrung hauptsächlich roh zu verzehren. Karotten und Tomaten wiederum sollten gekocht werden, damit ihre gesunden Bestandteile von unserem Körper besser aufgenommen werden. Der Körper bekommt mit den Smoothies die für den Körper wichtigen Aminosäuren, Chlorophyll, Mineralien, Vitamine und Enzyme, da die Smoothies aus einer Mischung von grünen Blättern und frischem Obst, teilweise mit Schalen und weichen Kernen bestehen. Durch das mit dem Mixer intensive Zerkleinern der

Gemüseblätter nimmt unser Körper ein Vielfaches der Nährstoffe auf, als wir mit dem gründlichen Kauen erreichen würden. Besser können es nur die Wiederkäuer in der Tierwelt. **So viel Smoothies wie möglich zu essen und moderat Sport treiben bewirken Muskelaufbau und Fettabbau gleichzeitig.**

- Alternativ zu Smoothies kann man Müsli und frische Früchte zum Frühstück wählen. Zum Müsli sollte man Nüsse und Mandeln dazu geben, damit das gesunde, lange Kauen angeregt wird und für eine bessere Verdauung sorgt.

  Anmerkung: Obwohl ich mit dem Müsli in den Anfängen meiner Diät die besten Erfolge erzielt habe, bevorzuge ich jetzt, die meisten ihrer Zutaten zum Smoothie (siehe Rezeptteil) zu geben und Mandeln, Nüsse, Kürbissamen und Sonnenblumenkerne nach Belieben danach ganz hinzuzufügen und zu verrühren oder nebenbei zu essen, um das ausgiebige Kauen anzuregen. Den Smoothie langsam auslöffeln. Köstlich!

- Man sollte möglichst nur unbearbeitete Naturprodukte kaufen.
- Man sollte Mandel-, Reis- und Hafermilch anstatt Kuhmilch bevorzugen.
- Tofu (nicht so oft, da kohlenhydrathaltig und fabrikmäßig hergestellt) in wenig Sojasoße mariniert, danach mit Pfeffer und Salz gewürzt, anschließend gebraten schmeckt gut.
- Keine Milchprodukte, auch kein Käse von der Kuh! Wenn man Käse essen möchte, sollte man Ziegen- oder Schafskäse nehmen, der nicht so starke Reaktionen verursacht wie Käse aus Kuhmilch (laut Frau Suzy Cohen „Diabetes heilen ohne Medikamente S. 429").
- Zum gelegentlichen Streuen über Dinkelnudeln, lieber Schafskäse anstatt Parmesankäse nehmen!
- Auch Kindern, gerade unter 9 Jahren, Hafermilch statt Kuhmilch geben laut Frau Dr. med. R. Collier!
- Getreideprodukte (außer Dinkel, in Maßen), speziell Weizen meiden!
- Keine Wurstwaren!
- Dinkelvollkornbrot (aber sehr wenig) anstatt Weißbrot!
- Als Aufstrich zum Dinkelvollkornbrot selbstgemachte Pasten verwenden z. B. Mus aus Sesam und Kichererbsen (Tipp von meiner Schwägerin) oder ausnahmsweise gekaufte Biopasten verwenden!

- Frische Mandeln und Nüsse aller Art (aber sehr wenig Erdnüsse), anstatt Brot!
- Dinkelvollkornnudeln (aber sehr wenig und selten), anstatt heller Nudeln!
- Gnocchi, Polenta, Naturreis, Kartoffeln anstatt heller Nudeln!
- Rohkostnudeln aus Zucchini als Alternative zu Weizennudeln!
- Mandelmus statt Käse!
- Cappuccino aus Malzkaffee oder Dinkelkaffee mit Hafermilch, anstatt Cappuccino aus Espressokaffee und Milch!
- Kakao bestehend aus reinem Kakaopulver und Hafermilch ungesüßt, köstlich!
- Fisch und Fleisch lieber bei einer maximalen Temperatur von 175 Grad dünsten oder kochen, anstatt braten oder grillen. Bei höheren Temperaturen riskiert man Fettablagerungen in den Eingeweiden. (siehe DAVIS und COHEN im Literaturverzeichnis)! Herr Dr. Davis schreibt zu diesem Thema im Buch „Weizenwampe" auf Seite 201: *„Abgesehen vom grundsätzlichen Verzicht auf Weizen – ein gemäßigter Verbrauch anderer Kohlenhydrate ist gestattet – empfehle ich daher, exogene (Advanced Glycation End Products) AGE-Quellen, insbesondere Wurst und Schinken, längere Zeit bei hohen Temperaturen (über 175 °C) erhitztes Fleisch und alle frittierten Speisen möglichst zu meiden. Wann immer möglich, sollten Sie rotes oder medium gebratenes Fleisch bevorzugen (vielleicht ist Sushi doch eine Alternative?). Auch Dünsten und Dämpfen, also die Zubereitung mit etwas Wasser anstelle von Fett, hält die AGE-Entstehung in Grenzen.)*!
- Fleisch (Lamm, Geflügel, Wild, kein Schweinefleisch), im Bräter oder gegart!
- Fisch, gebraten oder gegart!
- Viel Gemüse im Dampfgarer!
- Kartoffeln, Süßkartoffeln, noch besser Yamswurzel im Dampfgarer oder Schnellkochtopf (Schale möglichst mitessen)!
- Kaltgepresstes Olivenöl nur mit mechanischen Verfahren gewonnen und weitere Öle (aber mäßig), anstatt Butter und Margarine!
- Möglichst keine Nahrungsergänzungsmittel (außer Gerstengras und Spirulina für den Smoothie) einnehmen, wenn möglich, nur mit einer ausgewogenen Ernährung versuchen. Gerstengras ist glutenhaltig!

- Viele Früchte, auch tropische, zwischendurch, aber hauptsächlich bei den Hauptmahlzeiten!
- Sehr wenig Bier und Rotwein trinken (nur bei besonderen Anlässen)!
- Nur Blechkuchen (mäßig und selten) aus Vollkorndinkelmehl mit Früchten, Erythrit oder Vollrohrzucker und Hafermilch anstatt Kuhmilch!
- Fleisch (wenig und nur Bio-Qualität) mit Gemüsebeilage!
- Grüner Salat mit Tomaten, Gurken und Kartoffeln!
- Moderat Sport treiben, Fünf-Tibeter-Übungen, lange Spaziergänge, maßvoll joggen mit kleinen Sprints abwechselnd, Wandern, Tanzen, Radfahren, Muskulatur aufbauen (es gibt dazu eine IOS-Apple-App.: Sixpack)!
- 2 Liter täglich Wasser trinken. Während des Essens sollte man allerdings nicht zu viel trinken, um die zur Verdauung notwendigen Magensäure nicht unnötig zu verdünnen.
- Immer sich schön satt essen mit o. g. erstklassigen Lebensmitteln!
- Im Lokal, kann man folgende Getränke bestellen: Tomaten-, Gemüse- und Obstsäfte mit Pfeffer angerichtet, gelegentlich einen ungezuckerten Espresso, Zitronentee, Matcha Tee oder ein Glas Rotwein.
- Beim Büffet dürfte man sicherlich etwas passendes zum Essen finden.

3.3 Was erwartet uns im Alter?

Nachdenklich stimmte mich ein Artikel der HNA „Volksleiden Diabetes" vom 09.05.2013: *„Diabetes ist eine Volkskrankheit. In Deutschland ist bereits jeder zehnte betroffen, darunter immer mehr jüngere Menschen"*. Die Dunkelziffer könnte noch höher aufgrund der schleichenden Entwicklung dieser Krankheit ausfallen. Ich frage mich, was erwartet uns im Alter? Werden wir von unseren Mitmenschen lange Zeit abhängig sein und wie wird unsere Lebensqualität aussehen?

Am 28.03.2013 fiel mir ein Kommentar von Mathias Horx „Abenteuer Alter" im Handelsblatt besonders auf. Von der letzten Kolumne zitiere ich einen Abschnitt, und hebe durch Fettmarkierung einen Teil davon hervor: *„Aber wie steht es mit der Vermutung, Älter werden sei in Wahrheit „sinnlos", weil wir ein höheres Lebensalter gegen immer mehr Krankheiten eintauschen? Der Hale-Index (health adjusted life expentacy) sagt uns, dass von jedem gewonnenen Jahr etwa drei Fünftel gesund erlebt werden. Es gibt durchaus einen Nettogewinn gesunder Jahre! In der Altersforschung hofft man auf den Effekt der „compressed mobility", in der die Spanne, die Menschen im Alter in Krankheit verbringen, sogar schrumpfen könnte. Japan zum Beispiel hat die geringste Leidensphase im Alter überhaupt. **Japaner sterben im Durchschnitt mit 82, nachdem sie statistisch nur 5 Jahre altersbedingte Handicaps ertragen müssen – die deutschen Werte bei 79 und 12 Jahren. Wie machen die Japaner das – lange gesund bleiben und dann schnell(er) sterben? Da ist einerseits die Ernährung,** zum anderen eine Hygienetradition der Waschung und Säuberung, ein hohes Verantwortungsgefühl für den eigenen Körper, verbunden mit der alltäglichen Suche nach Harmonie. "*

In einem HNA-Buchtipp vom 17. 04.2013 „Von Fremden lernen" das Buch „Vermächtnis" beschreibt Jared Diamond seine Erlebnisse mit Stämmen in Papua Neu Guinea: *„**Unsere westliche Zivilisation täte gut daran, sich bei den traditionellen Gesellschaften ein bisschen was*** *abzugucken. Dass deren salz- zuckerfreie und fettarme Ernährung dafür sorgt, Herz- Kreislauf-Erkrankungen, Diabetes und bestimmte Krebsarten gar nicht entstehen zu lassen, ist bekannt".*

In dem Buch „Weizenwampe auf Seiten 196 und 197 steht zum Thema:

„Was passiert, wenn wir alt werden?"

„Abgesehen von den Komplikationen bei Diabetes lassen sich auch andere ernste Gesundheitsprobleme auf eine überschüssige AGE-Produktion (Advanced Glycation End Products, also Gewebe im Zustand fortgeschrittener Glykierung) zurückzuführen."

- *„Niereninsuffizienz"*
- *„Arteriosklerose"*
- *„Demenz"*
- *„Krebs"*
- *„Erektile Dysfunktion. Spätestens jetzt sollten auch die Männer aufmerken: AGEs stören die Erektionsfähigkeit."*
- *„Augen. AGEs schädigen das Augengewebe, und zwar von der Linse (grauer Star) über die Netzhaut (Retinopathie) bis hin zu den Tränendrüsen (trockene Augen).*

3.4.1 Bilanz und Ausblick (Stand Juli 2013)

Es ist nun schon ein Jahr vergangen seit dem Beginn dieser Diät und ich kann feststellen, dass mein Gewicht sich dauerhaft auf 67 kg eingependelt hat und die Blutwerte immer im grünen Bereich bleiben. Meine häufigen Kopfschmerzen sind beinahe verschwunden. Darmträgheit kenne ich nicht mehr. Bei meiner Frau scheint die Gesundheit auch immer besser zu werden. Bei ihr haben wir festgestellt, dass z.B. Gelenkschwellungen der Finger wesentlich zurückgegangen sind und dass sie wunschgemäß wieder etwas zugenommen und sich von ihrer Krankheit erholt hat. Ihre Haare werden auch dichter. Unser Essverhalten hat sich so weit verändert, dass die grünen Smoothies, die wir zu uns nehmen, Gott sei Dank weniger Platz im Magen für weniger wertvolle warme und andere Speisen freilassen.

So essen wir z.B. selten Fleisch, und das ist gut so. Ich verzichte immer noch auf Brot und Milchprodukte, wobei kleine Ausnahmen, sollten sie vorkommen, nicht so schlimm sind. So sehe ich die Lage sehr entspannt und habe keine Angst, wieder in den alten Trott zurückzukehren. Alles andere esse ich mäßig. Wenn es Nudeln oder Brot geben sollte, versuche ich sie aus Dinkelvollkorn und in Maßen zu wählen. Wenn ich eingeladen werde, lasse ich mir weniger von Speisen geben, die für mich nicht geeignet sind. Also keine strenge Diät, sondern ein bisschen von allem. Kartoffeln, Süßkartoffeln, gegartes Gemüse, Rohkost so viel wie möglich, nicht so viel Fleisch und Fisch. Im Restaurant habe ich überhaupt kein Problem, da ich wählen kann, was ich möchte und beim Büffet ist es sowieso leicht die Auswahl zu treffen. Für zwischendurch Mandeln, Nüsse, Kürbiskernsamen und Pistazien geröstet, ungesalzen zum Knabbern, Trockenfrüchte usw. Also es geht auch weitgehend ohne Milchprodukte, Brot, Nudeln, Wurstwaren und mit weniger gekochten Speisen und ganz ohne denaturierte Süßigkeiten. Es geht sogar besser.

Endlich gesund, schlank und fit   Roberto Longo

Meine Frau backt für uns einen schönen Apfelkuchen und dazu kochen wir uns einen Cappuccino mit Malzkaffe oder Kakao und Hafermilch. An der Bar findet man auch etwas, auch wenn es schwer ist. Man kann sich z.b. gelegentlich einen schwarzen Espresso gönnen, aber hauptsächlich Tee und zur Erfrischung kann man frisch gepresste Orangen, Tomaten- und Gemüsesäfte oder fertige Fruchtsäfte bestellen und eventuell mit Pfeffer und Salz abschmecken. Als Snack für den Hunger zwischendurch kann man sich eine Tüte Mandeln oder Studentenfutter in die Tasche stecken.

Mit dem Rauchen hörten meine Frau und ich Gott sei Dank 1972 gemeinsam auf.

Als sportliche Betätigung machen wir seit Jahren Tanzsport - jetzt zweimal wöchentlich und tägliche Turnübungen, die in einem Buch „Die Fünf Tibeter" beschrieben sind. Am besten gleich morgens nach dem Aufstehen. Manchmal steigen wir auf den Cross-Trainer und gehen öfter mit Freunden wandern und fahren Rad. Seit Januar 2013 erledigen wir unsere Aktivitäten im gesamten Stadtbereich weitgehend zu Fuß oder mit dem Fahrrad. Das Auto wird nur genommen, wenn es erforderlich ist. Wir hängen unsere Rucksäcke über die Schultern und ab geht's, z. B. auf dem Feldweg zum Tanzsportzentrum des OSC Vellmar gehen wir an der Elsche und Ahne entlang und können uns jetzt im Frühjahr 2013 die uns bekannten frischen, früher sogenannten Unkräuter sammeln, wie Brennnesseln und Giersch, die einen festen Bestandteil unserer grünen Smoothies bilden. Nach und nach werden weitere Kräuter, je nach Wissensstand hinzukommen. Die nach dem Smoothie übriggebliebenen Kräuter kommen für die Winterzeit portionsweise in den Gefrierschrank.

Um den Horizont zu erweitern, haben wir mit Freunden im Monat Mai 2013 an einer von Frau Annette Zimmermann (http://www.kraeuterfrau-werkstatt.de/) geführten Kräuterwanderung teilgenommen, wo wir wertvolle mündliche Informationen über einige Kräuter erhalten haben.

In Nordhessen gibt es wunderschöne romantische Wege entlang gewundener Bachläufe, die mich an die Abbildungen in den Märchen der Brüder Grimm erinnern aus der Kinderzeit. Die Nonnen lasen uns aus diesen Büchern während der Tagesausflüge in dem Wäldchen vor, in der Nähe von dem Brunnen Fonte della Cavita in Civitella Casanova.

Soweit brauchen wir nicht mehr zu gehen, um Wildkräuter zu sammeln. Bei der Unterhaltung mit unserer Nachbarin, sagte sie uns, dass Giersch ein wunderbares Wildkraut ist, aber niemand im eigenen Garten haben möchte. Gott sei Dank erkannte meine Frau dieses Kraut direkt in einem anderen Nachbarsgrundstück. Eines Tages, im Frühjahr 2013, sah ich, wie eine weitere Nachbarin mit einem Schlüsselchen in der Hand in ihrem naturbelassenem Grundstück Kräuter sammelte. Ich fragte sie, was sie damit mache. Sie sagte <die kommen in den Smoothie> und bot uns an die Wildkräuter in ihrem Garten zu pflücken, was wir sehr gern annahmen. Sie möchte jetzt sogar Ableger vom gefürchteten Giersch in ihrem Garten einpflanzen.

Ich bin glücklich den Weg der Umstellung meiner Lebensweise niedergeschrieben zu haben, damit auch andere interessierte, die mit gesundheitlichen Problemen zu kämpfen haben, oder diese vermeiden wollen und die Willensstärke mitbringen, davon profitieren können. Ich bin sicher, dass Zivilisationskrankheiten vermieden werden können, möglichst ohne Medikamenteneinnahme. Selbst Krankheiten, wie Krebs, Asthma, Arthrose, Milchschorf, Neurodermitis und weitere, an denen ich Gott sei Dank bis heute nicht leide, kann man mit dieser Diät Paroli bieten. Diejenigen, die meinen Weg gehen wollen, sollten jedoch vorher, oder zwischendurch unbedingt ihren Arzt konsultieren und diejenigen, die es nicht so konsequent schaffen können wie ich, kann ich nur raten, mindestens von problemverursachenden Lebensmitteln moderat Abstand zu nehmen.

3.4.2 Bilanz und Ausblick (Stand August 2013)

Es ist nun Ende Juli 2013. Die erste Auflage meines Buches ist erschienen. Die E-Book-Version habe ich auch in der Amazon-Kindle-Plattform eingestellt und schon bemerke ich, dass einiges verbessert werden muss, um die Lesbarkeit zu erleichtern. So aktualisiere ich auch die Druckversion des Buches, da ich noch ein weiteres sachdienliches Buch analysiert habe.

Zwischenzeitlich habe ich einen DMP-Folgetermin wegen meines Diabetes wahrgenommen. Der Blutzucker-Langzeitwert hat sich erfreulicherweise noch einen Tick verbessert und liegt weiterhin im oberen Normbereich. Mein Körpergewicht bleibt bequem bei 67 kg. Da ich bis heute verhältnismäßig viel Kartoffeln gegessen habe, möchte ich in Zukunft etwas weniger davon zu mir nehmen und sie durch Gemüse, Salate und Mandeln ersetzen, um meinen Zucker-Langzeitwert weiter nach unten zu bringen. Weniger Kohlenhydrate, gleich weniger Blutzuckerspitzen, gleich weniger Fettablagerungen, gleich weniger Beschwerden.

Meine Frau hat in der letzten Zeit aufgrund der Ernährungsumstellung eine Zurückbildung der Verknorpelung an den Zeigefingerendgelenken festgestellt. Die durch Einengung der Carpaltunnel verursachten Beschwerden, an denen sie seit über 20 Jahre leidet, haben merklich nachgelassen. Eine Operation ist vorerst nicht notwendig. Der langanhaltende Husten mit Auswurf seit dem Krankenhausaufenthalt im Juli 2012 ist heute überwunden.

4. Vorschläge für ein besseres Leben

4.1.1 Nützliche Links für sportliche Aktivitäten

Wenn man Sport treiben möchte, findet man in den örtlichen Sportvereinen genügend Möglichkeiten. Meine Frau und ich haben uns für den Tanzsport entschieden. Wandern und Radfahren kann man mit Freunden oder auf eigener Faust.

Sportvereine:

OSC Vellmar:
- http://www.osc-vellmar.de/

Tanzen:
Deutscher Tanzsportverband
- http://www.tanzsport.de/start.html

OSC Vellmar Tanzsportabteilung:
- http://www.osc-vellmar.de/uebersicht.php?p=7&c=7

Die Fünf Tibeter:
Die folgenden Links führen zu einem sehr gut gemachten Videoclip und zu Entspannungswelten und Wikipedia:
- http://www.youtube.com/watch?v=fOBbv2U4rNk
- http://www.entspannungswelten.ch/Homepage-69.htm
- http://de.wikipedia.org/wiki/Fünf_Tibeter

Muskulatur aufbauen:
- Es gibt dazu eine IOS-Apple-App.: **Sixpack**

4.1.2 Nützliche Links für erstklassige Lebensmittel

Kräuterwanderungen:
Frau Annette Zimmermann für den Raum Kassel:
- http://www.kraeuterfrau-werkstatt.de/

Kräuter, Würzkräuter, Heilkräuter, Nach Verwendung (z. B. Kräuter für Green Smoothies):
- www.ruehlemanns.de

Wildkräuter bestimmen & Kennenlernen:
- Es gibt dazu eine IOS-Apple-App.:iPan Kräuter

Trockenfrüchte:
Reformhaus R. Zacharias, Entenhanger 15, 34117 Kassel
- http://www.reform-zacharias.de/

Roh- & Naturkost:
Keimling
http://www.keimling.de/

Gemüse, Kräuter etc.:
Staatsdomäne Frankenhausen
- http://www.hofladen-bauernladen.info/adressen/hessische-staatsdomaene-frankenhausen-grebenstein__1381.php

tegut
- http://www.tegut.com/

Süßungsmittel:

Erythrit (Wiezucker)
Amazon
- http://www.amazon.de/gp/product/B005M9IOHA/ref=oh_details_o06_s00_i00?ie=UTF8&psc=1

Agavendicksaft
- http://www.tegut.com/

Gluten- und Laktose-Freie Nahrungsmittel:
dm-Märkte
- http://www.dm.de/de_homepage/

4.1.3 Kriterien für Einkäufe und Nahrungszubereitung aufgrund der Auswertung der von mir bearbeiteten Literatur

Als Folge meiner persönlichen Entscheidung, alle Medikamente wegen Unverträglichkeit und Vertrauensverlust abzusetzen, blieb mir nichts anderes übrig, als die Nahrung als Medizin anzusehen. Der Verzicht auf manche Grundnahrungsmittel wie Brot und Milch erfüllt seinen Zweck. Mit Hilfe von Frau Dr. Seewald und dem Reformhaus Zacharias erzielte ich nach einem Vierteljahr die ersten bedeutenden Erfolge, indem ich mein Körpergewicht bedeutend senken konnte und als Folge die Blutwerte in den Normalbereich brachte.

So fing ich an, mein bis dahin erworbenes Wissen niederzuschreiben, um bei Bedarf nachschlagen zu können und gegebenenfalls mit Hilfe der Suchfunktion von Word schnell fündig zu werden.

Als ich mich später entschied, diese Schrift zu veröffentlichen, fing ich an intensiver in weiterer Literatur zu recherchieren, um außer persönlicher Erfahrungen auch eine medizinisch begründete Basis zu finden: Mir würde sonst als einfacher Patient niemand Glauben schenken. So folgte das Buch von Victoria Boutenko und Markus Rothkranz, die weitgehend ihre persönlichen Erfahrungen niedergeschrieben haben. Weitere Literatur folgte. Inzwischen wurde aufgrund des Gewichtsverlustes mein Allgemeinzustand und Wohlbefinden immer besser und stabilisierte sich auf hohem Niveau.

Schließlich bekam ich von meiner Nachbarin Frau Heidi Mundt, die ihre Krebserkrankung besiegt hat, kurz vor Redaktionsschluss den Ratschlag folgende Bücher zu lesen:

- **„KREBS EINE UMWELTKRANKHEIT?"** von Dr. Klaus-Dietrich Runow aus Wolfhagen. Darin fand ich die medizinisch begründete Bestätigung, dass ich mich mit meiner Ernährungsumstellung auf dem richtigen Weg befinde.

- **„Heilung statt Pillen"** von Dr. med. Thomas Kroiss. Hier gab es auch eine weitere Bestätigung, die Dr. Kroiss zur Basisregeneration beschreibt. Dort wird vor allen Dingen auf den Verzicht von Zucker und alle weiteren raffinierten und denaturierten Produkte zur Heilung der 100 häufigsten Krankheiten verwiesen.

In den nachfolgenden Tabellen habe ich in alphabetischer Reihenfolge der zitierten Autoren eine kommentierte Aufstellung über die benutzte Literatur ergänzt. Sie stammt aus Büchern und Videos, Fernsehsendungen, Internet, aus Ratschlägen von Naturärzten und Reformhäusern und aus meinen persönlichen Erfahrungen. Dort befinden sich somit weitere interessante Angaben, die ich dem Leser nicht vorenthalten möchte.

Autoren-Register:
- ACHTNICH
- BUERING
- BURGSTEIN
- BOUTENKO
- CASA VERDE
- COHNEN
- COLLIER
- DAVIS
- DE VANY
- EATSMARTER
- FLEMMER
- GRAPPENDORF
- GUTH HICKISCH
- HIRSCH
- HORX
- KELDER
- KROISS
- LONGO
- MUENZING
- NESTLER
- PEUSER
- ROTKRANZ
- RUNOW

- SCHMIEDEL
- VEITH
- VITANATURA GERSTENGRAS
- VITANATURA GOJI-BEEREN
- VITANATURA SPIRULINA
- WIKIPEDIA GOJI-BEEREN

ACHTNICH
Das Steinzeitrezept (Film, Produktion: Südwestrundfunk) - Wie wir unsere Zivilisationskrankheiten besiegen - Ein Film von Tilman Achtnich

Link: http://www.swr.de/betrifft/steinzeit-rezept-zivilisation-betrifft/-/id=98466/nid=98466/did=8624576/1cfycfc/

Prof. Arthur De Vany:
Home Page: Arthur de Vany's Evolutionary Fitness
Art's Blog on Fitness, Health, Aging, Nutrition and Exercise
„Viel Bewegung ist gut.
Gesund essen. "

Prof. Detlev Ganten, Evolutionsmediziner (Charitée-Berlin)

Dr. Stefan Lindeberg, Lund, Schweden:
„Viele Kohlenhydrate essen aus Kartoffel, Süßkartoffeln, Eiern, Kohlrabi.
Gemüse, Nüsse. Etwas Fisch und Fleisch. "

Dr. Stefan Lindeberg, Lund, Schweden:
„Keine Getreideprodukte. Kein Reis. Keine Nudeln. Keine Milchprodukte"

Wulf Schiefenhöfel, Max-Planck-Institut:
„Barfuß laufen ist gesund und kauen ist wichtig für die Zähne und Verdauung.
Viele Früchte, viele Kohlenhydrate. Wenig Fleisch.
Gemüse wird nicht gesalzen.
Fleisch wird im Römertopf sehr gut.

Wulf Schiefenhöfel, Max-Planck-Institut:
Kein Brot, kein Mehl, Keine Getreide. "

Prof. Eckard Hamelmann, Allergologe, Sankt Josef Spital, Bochum:
„Desensibilisieren mit Parasiten"

BUERING

Buch „Kuren für Körper und Seele. Organe pflegen mit Heilpflanzen"
von Ursel Bühring

Seite	
8	*Mein Kurplan für 2 Jahre*
146	*Rosmarin regt den Kreislauf an*
120	*Thymian für die Lungen*
144	*Weißdorn schützt das Herz*
156	*Knoblauch hält die Blutgefäße jung*

BURGSTEIN

Notizen zum Buch „Handbuch Nährstoffe" von Uli P. Burgstein
(Kommentar R.L.: Dieses Buch kann man nutzen, um die Bestandteile der Nahrungsergänzungsmitteln zu finden. Man sollte jedoch immer versuchen die Nahrungsmitteln in ihrer Grundform zu genießen)

BOUTENKO

Notizen zum Buch "Green for Life" von Victoria Boutenko
(Kommentar R.L.: Sie hat die Smoothies für sich sehr erfolgreich entdeckt. Allerdings hat sie es damals dermaßen übertrieben, dass sie das Kauen dabei außer Betrieb setzte und später ein Kiefermassagegerät zum Einsatz brauchte, um den Schaden zu reparieren)

CASA VERDE

Notizen aus dem Reformhaus auf Rügen „casa verde" Zeppelinstraße 05 - 18609 Ostseebad Binz Tel. 038393-32128 - www.reformhaus-ruegen.de

- Jean Claude Alix: Es geht um Ihr Blut (empfehlenswert)
- Jean Claude Alix: Es geht um Ihren Darm (empfehlenswert)
- Hildegard von Bingen (empfehlenswert)

COHNEN

Buch „Diabetes heilen ohne Medikamente" von Suzy Cohnen

Seite	
18	*„Glutenhaltige Lebensmittel meiden"*
70	*„Milch und Brot, Ursache so mancher Not"*
92	*„Resveratrol einnehmen, um von den guten Stoffen, die im*

COHNEN	
Buch „Diabetes heilen ohne Medikamente" von Suzy Cohnen	
Seite	
	Rotwein enthalten sind zu profitieren, ohne alkoholabhängig zu werden" *„1 Glas Rotwein pro Monat ist gut"* *„Rotwein täglich trinken ist schlecht"*
155	*„Sehkraft schützen mit Obst und Gemüse, Heidelbeeren, Möhren"*
158	*„Gegen fliegende Mücken im Auge:* *Heidelbeeren und Hyaluronsäure 80-250 mg 2mal täglich"*
161	*„Trockene Augen:* *Fischöl, Krillöl, Hyaluronsäure"*
169	*„Nährstoffe, die Sehkraft schützen:* *Lutein oder:* *Blattgemüse, Grünkohl, Spinat, Mangold, Mittelmeerkohl, roter Blattsalat, Petersilie, Brokkoli, Tomaten, Mais, Eier, Avocados, Süßkartoffeln, Kürbis, Mango, Papaya.* *Zeaxanthin oder:* *Spinatblätter, Brokkoli, Mais, Kakifrüchte, Rosenkohl, Erbsen, Blumenkohl, Eigelb"*
176	*„Ginkgo biloba verbessert die Durchblutung"*
176	*„B-Vitamine oder:* *Blattgemüse, Blattkohl, Mangold, Stielmus, Petersilie, Blattsalat,* *Brokkoli.* *(Eisbergsalat ist nicht gut)"*
191	*„Arginin ist nicht geeignet, wenn man Asthma oder Atemprobleme hat oder, wenn man Viagra nimmt"*
193	*„Statine erhöhen den Blutzucker"*
212	*„Bei einem Herzinfarkt Aspirin-Tablette 30 Sek. lang kauen und dann runter schlucken kann das Leben retten"*
369	*„Weißer Zucker raubt dem Körper essentielle Nährstoffe. Die Pille auch"*
405	*„Gebratenes brät Ihr Gehirn"*
408	*„Bratpfanne verbannen"*
418	*„Resveratrol statt Wein"* *„Wein nur bei besonderen Anlässen trinken"*

COLLIER
Notizen zum Buch „Milchallergie" von Dr. med. Renate Collier (Kommentar R.L.: Dieses Buch bestätigt erneut wie ungesund die Milch ist)

DAVIS
Notizen zum Buch „Weizenwampe" von Dr. med. William Davis - „Warum Weizen dick und krank macht" - „The New York Times BESTSELLER Nr. 1"
(Kommentar R.L.: Ein sehr interessantes Buch für die Leser, die mehr Informationen über die Schädlichkeit von Getreideprodukten brauchen. Ich habe mich für den seltenen, geringen Verzehr von Bio-Dinkel-Produkten entschieden und habe damit Erfolg. Dinkel ist die Urform von Weizen. Die nachfolgenden Zitate berühren mich sehr.

Seite	
9	*„Was man uns heutzutage als Weizen vorsetzt, ist das Ergebnis der Hochleistungszüchtungen aus den 60er und 70er Jahren des vergangenen Jahrhunderts. Das Ergebnis dieser Bemühungen war ein ertragreicher Weizen mit kürzeren Halmen, der heute die weltweite Weizenproduktion dominiert und mit seinen Vorgängern genetisch nur noch entfernt verwandt ist."*
	„Außerdem werde ich darlegen, wie sich das einzigartige Weizenprotein Gliadin bei diesen genetischen Veränderungen unbeabsichtigt in einen appetitanregenden Wirkstoff verwandelte, den findige Lebensmitteltechnologen mittlerweile nahezu allen industriell erzeugten Lebensmitteln beimischen. Das erhöht den Konsum und somit die Verkaufszahlen – und lässt zwangsläufig Ihre Taille anwachsen, denn zugleich wächst das entzündungsfördernde tiefe Eingeweidefett, das ich als die „Weizenwampe" bezeichne.
	Ich werde gründlich darauf eingehen , wie der moderne Weizen über spezielle Proteine, die Lektine, entzündliche Reaktionen im Magen-Darm-Trakt, in den Gelenken und sogar im Gehirn fördert und damit für ein unglaubliches Ausmaß an entzündlich bedingten Erkrankungen und Krebs verantwortlich ist.
	Wie andere Länder hat auch Deutschland Anteil an der kollektiven Übersäuerung, denn praktisch der gesamte verkaufte Weizen – ob für Kekse und Salzstangen oder für Sauerteigbrot – stammt vom heute üblichen 60 cm hohen,

DAVIS
Notizen zum Buch „Weizenwampe" von Dr. med. William Davis -
„Warum Weizen dick und krank macht" - „The New York Times
BESTSELLER Nr. 1"
(Kommentar R.L.: Ein sehr interessantes Buch für die Leser, die mehr Informationen über die Schädlichkeit von Getreideprodukten brauchen. Ich habe mich für den seltenen, geringen Verzehr von Bio-Dinkel-Produkten entschieden und habe damit Erfolg. Dinkel ist die Urform von Weizen. Die nachfolgenden Zitate berühren mich sehr.

Seite	
	ertragreichen Zwergweizen. "
11	*„Mir ist bewusst, dass ich mit meiner Kritik am Weizen grundsätzliche Vorstellungen über Ernährung über den Haufen werfe, die der Mensch über Jahrtausende hinweg aufgebaut hat. Mir ist ebenso bewusst, dass Tausende, wenn nicht gar Millionen Arbeitsplätze in Gefahr geraten, wenn Weizen als die Ursache eines unglaublichen und sehr komplexen Ausmaßes an Erkrankungen beim Menschen ins Kreuzfeuer der Kritik gerät. Trotz dieses Problems sollte sich die Wahrheit herumsprechen, denn dieser Logik zu Folge hätten wir auch nie erfahren, dass Rauchen der Gesundheit schadet.* *In Deutschland, in Europa und in der ganzen Welt hat Weizen eine Spur der Verwüstung hinterlassen. Es ist längst überfällig, dass wir diese erschütternde Situation zur Kenntnis nehmen und wieder gesund werden. "*
14	*„Zu den dokumentierten, problematischen Auswirkungen des Weizenmehls auf Menschen zählen: Appetitanregung, Gehirnkontakt mit Exorphinen (das Gegenstück zu den vom Körper selbst erzeugten Endorphinen), massive Blutzuckerspitzen, bei denen kurzfristige Sättigung mit erhöhtem Appetit wechselt, der Prozess der Glykierung, der Krankheiten und Alterung Vorschub leistet, entzündliche Reaktionen und pH-Verschiebungen, die am Knorpel nagen und Knochen schädigen, sowie eine Aktivierung fehlgeleiteter Immunreaktionen. Weizen verzehr verursacht neben Zöliakie, jener zerstörerischen Darmträgheit, die durch den Kontakt mit dem Weizenklebereiweiß Gluten ausgelöst wird, auch diverse neurologische Probleme und Erkrankungen wie Diabetes, Herzkrankheit, Arthrose, Hautausschläge und sogar die*

DAVIS

Notizen zum Buch „Weizenwampe" von Dr. med. William Davis - „Warum Weizen dick und krank macht" - „The New York Times BESTSELLER Nr. 1"

(Kommentar R.L.: Ein sehr interessantes Buch für die Leser, die mehr Informationen über die Schädlichkeit von Getreideprodukten brauchen. Ich habe mich für den seltenen, geringen Verzehr von Bio-Dinkel-Produkten entschieden und habe damit Erfolg. Dinkel ist die Urform von Weizen. Die nachfolgenden Zitate berühren mich sehr.

Seite	
	lähmenden Sinnestäuschung der Schizophrenie."
191	*AGE ist die Abkürzung für Advanced Glycation End Products, also Gewebe im Zustand fortgeschrittener Glykierung. Es ist eine Bezeichnung für die Substanzen, die Blutgefäße unflexibel machen (Arteriosklerose), eineAugen legen (grauer Star) und die neuronalen Verbindungen im Gehirn durcheinanderbringen (Demenz), lauter häufige Erkrankungen älterer Menschen. Je Älter wir werden, desto mehr AGEs sammeln sich in Nieren, Augen, Leber, Haut und andere Organen an.*
192	*Neben den sichtbaren Folgen führen AGE-Schichten auch dazu, dass die Nieren ihre Fähigkeit verlieren, dem Blut Stoffwechselreste zu entziehen und Eiweiß zurückzuhalten. Sie fördern die Plaquebildung und Erstarrung der Blutgefäße und die Versteifung und den Abbau von Gelenkknorpel, zum Beispiel in Knie und Hüfte, aber auch den Verlust von Gehirnzellen, die durch AGE-Klumpen ersetzt werden. Sie ruinieren den Körper so sicher, wie Sand im Salat oder Korken im Bordeaux eine gute Party ruinieren.*

DE VANY

Notizen zum Buch „Die Steinzeitdiät" von Artur de Vany - So kriegen Sie Ihr Fett weg – natürlich fit, schlank und gesund wie vor 200.000 Jahren

(Kommentar R.L.: Arthur De Vany verteufelt generell alle Kohlenhydrate, auch Kartoffeln und Bohnen und alle Tropenfrüchte. Ich kann diese Meinung nicht teilen, aber werde die Menge reduzieren, da nach der Meinung von De Vany, Kohlenhydrate den Testosteronspiegel bei Männern senken lässt.)

Seite	

DE VANY

Notizen zum Buch „Die Steinzeitdiät" von Artur de Vany - So kriegen Sie Ihr Fett weg – natürlich fit, schlank und gesund wie vor 200.000 Jahren

(Kommentar R.L.: Arthur De Vany verteufelt generell alle Kohlenhydrate, auch Kartoffeln und Bohnen und alle Tropenfrüchte. Ich kann diese Meinung nicht teilen, aber werde die Menge reduzieren, da nach der Meinung von De Vany, Kohlenhydrate den Testosteronspiegel bei Männern senken lässt.)

Seite	
19	*„Genießen Sie die Freuden des Essens. Zählen Sie weder Kalorien, noch reduzieren Sie diese.* *Hungern Sie nicht, doch lassen Sie Hunger gelegentlich für eine kurze Zeit zu.* *Treiben Sie eher weniger als mehr Sport, doch auf verspielte Weise und mit größerer Intensität. "*
24	Der Sohn Brandon und Frau Bonnie entwickelten Typ 1-Diabetes, deswegen forschte Artur de Vany im Ernährungsbereich.
30	*„Obst, Gemüse, Fisch, Fleisch"*
35	*„Weniger aber härter und unregelmäßig trainieren"*
65	*„Nüsse und gute Öle. Keine Erdnüsse essen (es sind Hülsenfrüchte). "* *„Keine rohen Cashewkerne essen. "*
77	*„Wildfleisch essen"*
78	*„Manchmal eine Mahlzeit ausfallen lassen aber nicht hungern"*
121	*„Schlechteste Lebensmittel:* *10. Pizza* *9. Weizenbrot* *8. Sojasoße und andere Sojaprodukte* *7. Bohnenmus* *6. Reis* *5. Aufläufe* *4. Verarbeitetes Weißmehl* *3. Energieriegel und –getränke, Studentenfutter, Erfrischungs- und Sportgetränke* *2. Lebensmittel und Getränke mit künstlichen Süßstoffen* *1. Maissirup mit hohem Fruchtzuckergehalt und Getreide"*
153	*„Verweiblichung der Männer durch Bierkonsum"*

DE VANY

Notizen zum Buch „Die Steinzeitdiät" von Artur de Vany - So kriegen Sie Ihr Fett weg – natürlich fit, schlank und gesund wie vor 200.000 Jahren

(Kommentar R.L.: Arthur De Vany verteufelt generell alle Kohlenhydrate, auch Kartoffeln und Bohnen und alle Tropenfrüchte. Ich kann diese Meinung nicht teilen, aber werde die Menge reduzieren, da nach der Meinung von De Vany, Kohlenhydrate den Testosteronspiegel bei Männern senken lässt.)

Seite	
153	„Nahrungsmittel , die die Produktion von Testosteron unterdrücken und den Östrogenspiegel bei Männern ansteigen lässt sind: Pizza, Bier, Hamburger, Pommes, Schmalzgebäck und andere Naschereien, Limo, Sportlergetränke mit Zucker und Salz"
154	„Kohlenhydrate und Zucker senken den Testosteronspiegel"
155	„Alkohol fördert Einlagerung von Fett und das Fett wandelt Testosteron in Östrogen"
180	„Fett ist wie ein Tumor"
189	„Obst und Gemüse sind basisch. Getreideprodukte sind sauer"
191	„Kurze intensive Trainingseinheiten (Gewichtsheben bilden Muskelmasse"
194	„Biertrinken ist schädlich"
216	„Sprints und Intervalltraining verbessern die Gesundheit. Marathonläufe und regelmäßiges Joggen schaden der Gesundheit"
250	„Die Verweiblichung der Männer"

EATSMARTER
Notizen aus der Webseite EatSmarter!
(Kommentar R.L.: Aus dieser Webseite habe ich das Rezept zum Selbermachen von Mandelmilch entnommen. (Siehe Rezeptteil) Dort gibt es eine ganze Reihe weiterer interessanten Rezepte)

FLEMMER
Notizen aus dem Buch „Echt süß" von Andrea Flemmer
(Kommentar R.L.: In diesem Buch habe ich den Zuckerersatz Erythrit zum Kuchenbacken entdeckt)

Seite	

FLEMMER
Notizen aus dem Buch „Echt süß" von Andrea Flemmer
(Kommentar R.L.: In diesem Buch habe ich den Zuckerersatz Erythrit zum Kuchenbacken entdeckt)

Seite	
58	*„Erythrit – der unbekannte Wunderstoff* *Er benötigt bei der Verarbeitung das Volumen von Zucker und ist daher gut zum Backen und Kochen geeignet. Außerdem hat er nicht den künstlichen Beigeschmack anderer Süßungsmittel, schmeckt und sieht aus wie Zucker und soll dabei wie ein Antioxidans wirken. "*

GRAPPENDORF
Notizen aus dem Buch „Heilpflanzentherapie" von Frau Doris Grappendorf
(Kommentar R.L.: aus diesem Buch habe eine weitere Bestätigung gefunden, dass die Milch nicht gesund ist)

Seite	
416	*„Kuhmilchprodukte:* *Unverträglichkeiten von Kuhmilch nehmen immer zu. Oft wissen die Menschen nicht einmal davon, klagen aber über Verdauungsbeschwerden. "*

GUTH HICKISCH
Notizen zum Buch Grüne Smoothies von Dr. Christian Guth und Nurkhard Hickisch
(Kommentar R.L.: Dieses Buch bildet schließlich den positiven Abschluss meiner Studie als Krönung zum Erfolg meiner Ernährungsumstellung)

HIRSCH
Notizen zum Buch „Kräuter-Rezeptbuch" von Siegrid Hirsch
(Kommentar R.L.: Praktisches Rezeptbuch zur Trocknung, Aufbewahrung und Verwendung von Heilpflanzen)

HORX
Notizen zum Handelsblatt-Kommentar
vom Osterwochenende 28.03. – 01. 04. 2013 - „Abenteuer Alter" von Matthias Horx, (Altersforscher)
(Kommentar R.L.: sehr interessanter Artikel)

KELDER
Notizen zum Buch „Die Fünf „Tibeter"" von Peter Kelder.
(Kommentar R.L.: Meine Frau und ich praktizieren diese Übungen regelmäßig seit dem Jahr 2000. Das ist eine gute Ergänzung zu jeder gesunden Diät).
Es gibt auch einen sehr gut gemachten Videoclip bei YouTube. Die Übungen werden jeweils 21 mal wiederholt :
http://www.youtube.com/watch?v=fOBbv2U4rNk

KROISS
Notizen zum Buch „Heilung statt Pillen" von Dr. med. Thomas Kroiss.
(Kommentar R.L.: Ein sehr empfehlenswertes Buch, das die richtigen Therapien zu den 100 häufigsten Krankheiten behandelt. Es ist auch eine Bestätigung für meine Diät, die die Einnahme von Medikamenten langfristig überflüssig macht.)

Seite	
19	*„Ärzte und Patienten sitzen im selben Boot"* *„... sind ausschließlich wirtschaftliche Gesichtspunkte entscheidend für die Richtung, in die das Schiff „Medizin" gelenkt wird. So kommt es, dass man in der Medizin nicht mehr Medizin , sondern Pharma betreibt, und dass Ärzte im selben Boot wie die Patienten sitzen, nämlich Opfer oder Figuren in einem höheren Spiel sind."*
174	*„Fast alle heutigen chronischen Krankheiten sind ernährungsbedingt."*
33	*„Kinder werden mit künstlicher Nahrung aufgezogen und erkranken früher und stärker an Allergien als ihre Eltern ..."*
43	*„Ein Überschuss an tierischem Eiweiß führt zu Einlagerungen."*
45	*„Angestrengtes Herz, trotzdem schlechte Durchblutung."*
49	*„Schulmedizinische Therapie: Nur stützend nicht heilend."*
50	*„Arthritis: Nach der Akutmaßnahme sollte man sofort mit der Therapie zur Ausheilung beginnen."*
50	*„Arthritis: Die Erkrankung wird chronisch und der Patient muss ein Leben lang Medikamente schlucken. Das dient nicht ihm sondern der Pharma-Industrie und die Gesunden leiden ebenfalls darunter, weil sie diese Vorgehensweise mitfinanzieren müssen."*
51	*„Ohne Veränderung der Lebensweise gibt es keine Heilung."*

KROISS

Notizen zum Buch „Heilung statt Pillen" von Dr. med. Thomas Kroiss.
(Kommentar R.L.: Ein sehr empfehlenswertes Buch, das die richtigen Therapien zu den 100 häufigsten Krankheiten behandelt. Es ist auch eine Bestätigung für meine Diät, die die Einnahme von Medikamenten langfristig überflüssig macht.)

Seite	
52	*„Pflanzliche Nahrung, kein tierisches Eiweiß, kein Kaffee, hefeloses Brot, kein Zucker sind die Therapiemaßnahmen bei Gicht. "*
57	*„Nicht Abnützung, sondern Ablagerung ist meist schuld an der Erkrankung von Gelenken"*
60	*„… man muss etwas falsch machen, damit eine Erbbelastung aktiv wird. Häufig geschieht der Fehler bereits im Babyalter, wenn man den Kindern Zucker und Kuhmilch gibt. Beides fördert die Allergien. Ebenso spielt oft Weizen (der in der Babynahrung verarbeitet wird) eine Rolle. … (das natürliche Stillen ist nicht zu ersetzen) … (Milchschorf) … …bereitet den Boden für falsche Bakterien und Pilze und unterminiert das Immunsystem. Angina, Bronchitis und Mittelohrentzündungen sind die Folge. … mit Antibiotika behandelt … Asthma ist die Folge"*
61	*„Zucker aus der Nahrung streichen"*
70	*„Hayische Trennkost"*
70	*„Rohkost immer vor gekochten Speisen verzehren"*
79	*„Zucker und Margarine meiden"*
82	*„In den meisten Fällen ist es völlig unnötig, die üblichen schulmedizinischen Untersuchungen wie Darmröntgen, Gastroskopie, Coloskopie zu machen … … So glaubt der Patient er habe Gastritis oder Colitis, statt zu erfahren, dass er sich schlecht ernährt. "*
87	*„Durchblutungsstörungen .. Morbus Raynaud selbst bei warmen Temperaturen kalte, weiße, durchblutungsgestörte Finger"*
88	*„Viele Migräne-Patienten haben deswegen Migräne, weil sie Milch und Milchprodukte und eine unterschwellige Allergie darauf haben.* *Blutdrucksenkende Medikamente haben oft zur Folge, dass jetzt zwar der Druck niedrig ist und man sich darüber freut.*

KROISS
Notizen zum Buch „Heilung statt Pillen" von Dr. med. Thomas Kroiss.
(Kommentar R.L.: Ein sehr empfehlenswertes Buch, das die richtigen Therapien zu den 100 häufigsten Krankheiten behandelt. Es ist auch eine Bestätigung für meine Diät, die die Einnahme von Medikamenten langfristig überflüssig macht.)

Seite	
	Dieser neue , gesenkte Druck reicht aber nicht mehr aus, um die Organe zu versorgen. Hier hilft eine Basisregeneration, um die Durchblutung generell zu verbessern – bis hin zum Umstand, dass man eventuell gar keine blutdrucksenkenden Mittel mehr braucht."
180	*„Zucker ist ein Nährboden für Pilze"*
181	*„Ideal ist was draußen wächst"*
185	*„Ein blutdrucksenkendes Medikament wirkt etwa dadurch, dass es die Muskulatur der Arterien lähmt."*

LONGO
Notizen aus eigener Erfahrung und aus verschiedensten Quellen entnommen

„kaltgepresstes Olivenöl zum Anrichten, möglichst im rohen Zustand"
„Himalaya-Salz, Meersalz. Statt Salz kann man auch Miso verwenden (habe ich noch nicht ausprobiert). Generell wenig Salz essen"
„Kein weißer Zucker, wenn, lieber Vollrohrzucker oder Erythrit verwenden"
„Weißbrot und Nudeln vermeiden, wenn überhaupt Dinkelvollkorn in kleinen Mengen zu sich nehmen."
„Kartoffeln und Vollkornreis aber mäßig essen"
„Hafer- und Reisdrink"
„Frische Sojaprodukte (**Achtung: Sojamilch kann Allergie auslösen)"**
„Alle Milchprodukte weitgehend vermeiden."
„Käse vermeiden, wenn überhaupt Mozzarella verwenden"
„Fleischkonsum reduzieren, wenn überhaupt Bio-Geflügelfleisch oder Wildfleisch essen"
„Keine Wurstwaren essen"
„Hülsenfrüchte als Fleischersatz essen"
„Keine Wurstwaren essen"
„Gemüse im Dampfgarer oder Bräter aus Stahl über einem

LONGO
Notizen aus eigener Erfahrung und aus verschiedensten Quellen entnommen
Zwischengitter in Gemüsebrühe gegart und zum Schluss gewürzt"
„Gemüse teilweise auch roh essen"
„Frische Früchte zu den Mahlzeiten essen"
„Tee, z. B. 7x7 Kräutertee mit einer Scheibe Zitrone trinken oder Matcha Tee. Kaffee, Espresso und Cappuccino ohne Milch und Zucker trinken"
„1 Glas Rotwein pro Woche beim Essen ist gut"
„1 Fl. Bier pro Woche"

MUENZING	
Buch „Kursbuch gesunde Ernährung" von Frau Ingeborg Münzing-Ruef (Kommentar R.L.: Dieses Buch preist die Milch als gesundes Mittel an. Wir sollten dieses ignorieren. Alles andere ist in Ordnung)	
Seite	
19	„Sehen wir einer „strahlenden" Zukunft entgegen? Obst, Gemüse, Fleisch, Getreide, Gewürze werden bestrahlt, um sie haltbar zu machen"
20	„Gentechnologie ist schon überall!" „ Einen Nutzen für die Endverbraucher sehen manche Experten mitnichten. "
28	„Langsam Essen, damit die Verdauung besser klappt"
31	„Bei schlechter Verdauung Rohkost mit vielen Vital- und Ballaststoffen essen." „Überschuss an Zucker aus der Nahrung speichert die Leber in Form von Fett. Alles Überschüssige wird in Fett umgewandelt und deponiert."
32	„Die gute Darmflora"
36	„Einnahme von unbrauchbarer Nahrung durch Werbung, Sozialprestige, Moden und Marotten. Abfallprodukte, die Herzinfarkt, Diabetes, Rheuma, Gicht und Krebs verursachen. "
37	„Rohkost ist wichtig"
73	„Aprikosenkerne enthalten Vitamin B15"
76	„So entsteht Vitaminmangel bei Schwangeren, jungen Frauen, Diabetikern"
110	„Tatort Küche, Vitamine gehen schnell verloren"
138	„Chlorophyll (das grüne Blut) ist nicht hitzebeständig, deshalb

MUENZING	
Buch „Kursbuch gesunde Ernährung" von Frau Ingeborg Münzing-Ruef	
(Kommentar R.L.: Dieses Buch preist die Milch als gesundes Mittel an. Wir sollten dieses ignorieren. Alles andere ist in Ordnung)	
Seite	
	sollte alles Grüne roh gegessen werden. "
139	*„Je bunter desto besser (das Grüne und Obst)"*
146	*„Cholesterinsenkende Wirkung:* *Chufasnüsse, Sonnenblumenkerne,* *Sesam, Olivenöl, Keimöle, Canolaöl, Sonnenblumenöl, Sesamöl. "*
150	*„Gemüse, so viel wie möglich roh essen und beim Kochen nicht verkochen"*
337	*„Hirsotto"*
340	*„Mais und Bohnen ergeben ein Eiweißwertigkeit von 100%"*
402	*„Sojabohne mit Eiern ist eine gute Ergänzung"*
403	*„Soja ist gut gegen Prostatakrebs.* *Soja baut Cholesterin ab. Gut gegen Schuppenflechte und Neurodermitis. "* *„Sojabohnen müssen lange gekocht werden"*
406	*„Miso ist eine Sojapaste und kann Salz ersetzen. "*
407	*„Vorsicht Entlaubungsmittel bei der Sojaernte (USA)"*
440	*„Nüsse und Samen: Kleine Kraftpakete"*
446	*„Edelkastanien: Das Brot von Baum"*
476	*„Küchenkräuter und Gewürze"*
531	*„Nahrungsergänzungsmittel meiden, stattdessen Vollwertkost essen.* *Keine Fertigwaren essen"*
538	*„Abends, nicht was stark gesalzen, stark geräuchert oder besonders fett ist, essen. "* *„Abends grüne Blattsalate essen mit kaltgepresstem Olivenöl. Avocado"*
541	*„Gehirnnahrung in Nüssen, dicken Bohnen, Zitrusfrüchten (Kaffee ist schlecht), Äpfel, Birnen, Trauben, Nüssen, Rosinen, Datteln, Tomaten, Paprika, Hirse, Hafer, Gerste, Amaranth, Quinoa, gekochte Erbsen, Nüsse, Fisch, Algen"*
543	*„Grüner Tee ist Lebenselixier. Schwarze Senfkörner gekaut oder geschluckt bessert das Gedächtnis"*
544	*„Gesundheit beginnt schon vor der Geburt"*

MUENZING

Buch „Kursbuch gesunde Ernährung" von Frau Ingeborg Münzing-Ruef

(Kommentar R.L.: Dieses Buch preist die Milch als gesundes Mittel an. Wir sollten dieses ignorieren. Alles andere ist in Ordnung)

Seite	
548	„Mit Vollwertkost dem Alter ein Schnippchen schlagen"
557	„Gesunde Kost, die Krebsgefahren mindern kann"
564	„Gicht: Die Schlaraffenland-Krankheit"
567	„Pilze naschen gern: Hungern Sie sie aus"
568	„Arzneimittel zerstören wertvolle Nahrungsmittel"

NESTLER

Notizen zum Buch „Kräuter, Stein und Gottes Segen" von Maria Nestler

(Kommentar R.L.: Sehr nützlicher Ratgeber)

Seite	
1	„Wildkräuter"
103	„Dinkelrezepte Dinkel ist das beste Korn – schrieb die heilige Hildegard von Bingen im 12. Jahrhundert. Es macht seinem Esser rechtes Fleisch und rechtes Blut, frohen Sinn und menschliches Denken"

PEUSER

Notizen zum Buch „Kapillaren bestimmen unser Schicksal" von Michael Peuser

(Kommentar R.L.: Dieses Buch lohnt zu lesen, um die Wirkung von Aloe Vera als Heilpflanze zu nutzen)

ROTKRANZ

Notizen zum Buch Heile dich selbst von Markus Rothkranz

(Kommentar R.L.: Für meine Begriffe ist er zu radikal, aber schließlich hat er mich ermuntert die grünen Smoothies (weiche Mixgetränke) in meinem Speiseplan fest mit steigender Tendenz einzubauen, von denen schon bei Suzy Cohen's Buch „Diabetes heilen ohne Medikamente" gelesen, aber nicht weiter verfolgt hatte)

RUNOW
Buch „KREBS EINE UMWELTKRANKHEIT?" von Dr. Klaus-Dietrich Runow aus Wolfhagen
(Kommentar R.L.: Dieses Buch ist sehr interessant und gibt wichtige Informationen für alle Fragen rund um die Krebsvorsorge, Krebsentstehung und Krebskrankheit. Diese Informationen gelten natürlich auch für die anderen, weniger dramatischen Zivilisationskrankheiten.)

Seite	
59	*„Farbige Pflanzeninhaltsstoffe in Tomaten, Brokkoli, Heidelbeeren, Kurkuma etc. "*
88	*„Umweltfaktor Wasser"*
90	*„In der Nordsee landen jedes Jahr geschätzte 15000 Tonnen Plastikmüll. Durch Einwirkung von Salzwasser, UV-Strahlen und Reibung werden die Plastikteilchen immer kleiner und können dann von Fischen, Muscheln und Krebsen aufgenommen werden"*
90	*„Orale Verhütungsmittel ... belasten Grundwasser ... Es gibt den Verdacht, dass Prostatakrebs ansteigt ... "*
92	*„Im Nabelschnurblut sind zunehmend Parfüm, Haushaltschemikalien, Substanzen aus Fast-Food-Verpackungen, Flammschutzmittel und Pestizide nachweisbar. Wir dürfen uns also nicht wundern, dass Allergien, Verhaltensstörungen und auch Diabetes im Kleinkindesalter zunehmen. "*
95	*„Bleivergiftungen durch ayurvedische Präparate"*
97	*„Blei als potenzsteigerndes Mittel. "*
101	*„Gadolinium ... dient als Kontrastmittel bei Untersuchungen im Kernspintomografen (MRT). Gadolinium-Jonen sind lebertoxisch – und beinträchtigen ... die Entgiftungsleistung. "*
103	*„Umweltfaktor Kosmetika"*
104	*„Brustkrebs durch Lippenstifte?"*
104	*„Umweltfaktor Arzt"*
105	*„Cortison ist verantwortlich für die Zunahme von Infektionen und Krebserkrankungen"*
106	*„Krebsrisiko bei Röntgenaufnahmen beim Zahnarzt. "*
108	*„Antidiabetika erhöhen Blasenkrebs-Risiko"*
117	*„Belastung ... Weichmacher in Wasser aus PET-Flaschen doppelt so hoch wie in Glasflaschen"*

RUNOW

Buch „KREBS EINE UMWELTKRANKHEIT?" von Dr. Klaus-Dietrich Runow aus Wolfhagen

(Kommentar R.L.: Dieses Buch ist sehr interessant und gibt wichtige Informationen für alle Fragen rund um die Krebsvorsorge, Krebsentstehung und Krebskrankheit. Diese Informationen gelten natürlich auch für die anderen, weniger dramatischen Zivilisationskrankheiten.)

Seite	
119	*„... In Thunfischen sind vor der US-Küste radioaktive Stoffe gefunden worden, die in ... Fukushima freigesetzt wurden ..."*
126	*„Prostatakrebs durch Zucker?"*
127	*„Prostatakrebs durch Grillhähnchen? (Haut nicht essen!)"*
128	*„Vielfleischesser erkranken häufiger zu Darmkrebs"*
128	*„Wurstesser haben ein erhöhtes Risiko an Mundhöhlenkrebs zu erkranken"*
134	*„... Typ-2-Diabetes erhöht das Risiko für Bauchspeicheldrüsenkrebs. Aber auch Diabetesmedikamente ... stehen in Verdacht , krebsfördernd zu sein"*
163	*„Brustkrebs durch Kosmetika?"*
169	*„Echte Prävention:* *... Wenn ich meinem Körper ständig mit unverträglichen Lebensmitteln ... Ein ständiger Blähbauch, Schmerzen, Kopf- und Gelenkschmerzen ... Ist das noch Genuss, wenn man diesen Lebensstil nur unter Medikamenteneinnahme einhalten kann? Manche denken nicht weiter nach – „zahlt ja die Kasse!""*
175	*„Grapefruit blockiert Entgiftungswege"*
220	*„Dosenkost: Belastung durch Bisphenol A (weiße oder metallfarbene Verkleidung). www.feelgreen.de Besser keine Konserven essen"*

SCHMIEDEL

Notizen zum Buch „Cholesterin Endlich Klartext" von Dr. med. Volker Schmiedel

(Kommentar R.L.: Nützliches Buch)

VEITH
Videoclip „Risikofaktor Milch" von Prof Dr. Veith (Es gibt mehrere Videoclips bei YouTube von ihm). Folgenden Link kopieren und in Google /Video eintippen und anschauen:
http://www.youtube.com/watch?v=jEExUb6Z8X0
(Kommentar R.L.: sehr empfehlenswerte Videoclips. Ausführliche Darstellung der von Milch, Käse und alle Milchprodukte an Menschen verursachten Gesundheitsschädigung. Sahne, Butter und Frischkäse sind laut Prof. D. Veith jedoch weniger schädlich.)

VITANATURA GERSTENGRAS
Notizen zu Gerstengras von http://www.vitanatura.de/
(Kommentar R.L.: sehr empfehlenswert, kann man auch beim Reformhaus Zacharias in Kassel beziehen. Gerstengras ist glutenhaltig!)
„Getreidegräser
Was geben uns Getreidegräser?
Obwohl unsere Vorfahren schon immer das Korn der Gerste und des Weizens nutzten, so liegt ihr wahrer Schatz in den Blättern und den jungen, grünen Schößlingen, die sich vor dem Korn entwickeln. Die jungen Blätter haben die geradezu magische Fähigkeit die Nährstoffe aus dem Boden zu absorbieren und zu speichern. Wenn die Blätter 15-25 cm hoch sind beinhalten sie alle Vitamine, Mineralien und Proteine, die für die menschliche Ernährung notwendig sind, plus Chlorophyll. Diese Nährstoffe werden leicht vom Verdauungstrakt assimiliert und geben unserem Körper damit unmittelbar die Möglichkeit von diesen lebensnotwendigen Nährstoffen zu profitieren.
Im Getreidegras gibt es achtzehn Aminosäuren, inklusive aller acht essentiellen Aminosäuren, d.h. Aminosäuren, die wir mit der Nahrung zuführen müssen, da der Körper sie nicht selbst herstellen kann. Getreidegrasblätter beinhalten erstaunliche Mengen Enzyme, die menschlichen Zündkerzen. Erst durch Enzyme werden im menschlichen Organismus chemische Prozesse in Gang gebracht. Zudem enthalten Getreidegrasblätter erstaunliche Mengen an Vitaminen, Mineralien außerdem Chlorophyll in erheblichen Mengen. Dieses ist eng verwandt mit unserem roten Blutfarbstoff Hämoglobin. Im Chlorophyll ist lediglich das Eisen durch Magnesium ersetzt, einem Mineralstoff, den unser Körper dringend braucht. Getreidegrasblätter sind extrem basisch (Gerste mehr als Weizen). Dies hilft dem Organismus den ph-Wert in ausgeglichener Balance zu halten. Die meisten Nahrungsmittel sind

VITANATURA GERSTENGRAS

Notizen zu Gerstengras von http://www.vitanatura.de/

(Kommentar R.L.: sehr empfehlenswert, kann man auch beim Reformhaus Zacharias in Kassel beziehen. Gerstengras ist glutenhaltig!)

stark sauer. Wenn davon zu viele verzehrt werden, wird diese Balance gestört, es kommt zur Übersäuerung.

Analysen junger Getreidepflanzen beweisen, dass der maximale Nährstoffgehalt vom Entwicklungsstadium der Pflanze abhängig ist (und nicht von deren Alter oder Größe). Chlorophyll, Proteine und die meisten Vitamine der Getreidegräser erreichen kurz vor dem Stadium der Knotenbildung der Pflanze ihren Höhepunkt. (Daraus müssen ja schließlich später die Früchte für unser täglich Brot entstehen). Dieses Stadium der Knotenbildung dauert nur wenige Tage. Wichtig ist jedoch, dass die Getreidegräser exakt zu diesem Zeitpunkt der Entwicklung mit der höchsten Nährstoffkonzentration geerntet werden. Unser Gersten- und Weizengras ist Wintergetreide aus Deutschland und Neuseeland. Die Gräser genießen mehr als 200 Tage nährstoffproduzierendes Sonnenlicht und wandeln diese Energie in Chlorophyll "Das Blut der Pflanzen" und viele andere Nährstoffe um. Sie können dadurch die Nährstoffe sehr langsam aus der reichen Erde ziehen, die ohne den Einsatz von Pestiziden und Herbiziden bearbeitet wird. Zum Höhepunkt der Nährstoffbildung, während des Stadiums der Knotenbildung, werden die Blätter geerntet und umgehend in einem schonenden Trockungsverfahren zu Pulver und Extrakt verarbeitet."

VITANATURA GOJI-BEEREN

Notizen zu Goji-Beeren von http://www.vitanatura.de/

(Kommentar R.L.: sehr empfehlenswert, kann man auch beim Reformhaus Zacharias in Kassel beziehen)

„Glückliche Beeren

Die Menschen aus Zentralasien lieben und schätzen die Goji-Beere ("Glückliche Beere") so sehr, dass sie jedes Jahr ihr zu Ehren mehrere Festtage feiern. In der hochgelegenen und sonnenreichen chinesischen Provinz Ningxia wachsen diese Goji-Beeren wild (mit entsprechend hoher Inhaltsstoffdichte) unter natürlichen Bedingungen. Die Trocknung erfolgt schonend bei 22 - 32°C in der Sonne, so dass das vorliegende Produkt praktisch "Rohkostqualität" aufweist. Die Beeren schmecken dazu auch noch sehr gut! Geben Sie diese Rarität täglich in Ihr Müsli (auch Backwaren oder Suppen) oder essen Sie die Goji-Beeren wie

VITANATURA GOJI-BEEREN
Notizen zu Goji-Beeren von http://www.vitanatura.de/
(Kommentar R.L.: sehr empfehlenswert, kann man auch beim
Reformhaus Zacharias in Kassel beziehen)

Rosinen.
Beschreibung
Goji - der Gemeine Bocksdorn (Lycium barbarum) ist ein
Nachtschattengewächs (Solanaceae) aus der Gattung der Bocksdorne
(Lycium). Die Pflanze ist ein Neophylit und wird auch Chinesische
Wolfsbeere genannt. Sie wird als Zierpflanze verwendet und ist
Bestandteil der chinesischen Küche und der traditionellen chinesischen
Medizin."

VITANATURA SPIRULINA
Notizen zu Spirulina von http://www.vitanatura.de/
(Kommentar R.L.: sehr empfehlenswert, kann man auch beim
Reformhaus Zacharias in Kassel beziehen)

„Spirulina Platensis ist eine grüne, in stark alkalischen Gewässern
vorkommende Mikroalge und wird zu Recht als ein natürliches Eiweiß-,
Vitamin-, und Mineralstoffkonzentrat bezeichnet. Ihr hoher
Eiweißgehalt (60 bis 70%) ist einmalig in der Pflanzenwelt. In den USA
zählt sie mittlerweile zu den am meisten verkauften
Nahrungsergänzungsmitteln. Neben großen Mengen an Eiweiß - mit
einem hohen Anteil aller acht essenziellen Aminosäuren - ist die
grünlich schimmernde Blaualge vor allem reich an Vitalstoffen, wie
Eisen, Selen, Magnesium, Zink, Phosphor und Spurenelementen."

WIKIPEDIA GOJI-BEEREN
Notizen zu Goji-Beeren von http://www.vitanatura.de/
(Kommentar R.L.: sehr empfehlenswert, kann man auch beim
Reformhaus Zacharias in Kassel beziehen)

„Pharmakologie
Die Goji-Beere sei gesund, aber Sie habe normalem Obst und
Gemüse nichts voraus, fasst der Ernährungswissenschaftler Emilio
Martínez de Victoria von der University of Granada zusammen.[12]
Frühere Vermutungen, der Bocksdorn würde Hyoscyamin enthalten,
gehen fast ausnahmslos auf eine Arbeit von 1890 zurück und konnten
seitdem nicht bestätigt werden. Aktuelle pharmakologische
Untersuchungen widerlegen diese Aussagen.[13][14]

WIKIPEDIA GOJI-BEEREN

Notizen zu Goji-Beeren von http://www.vitanatura.de/

(Kommentar R.L.: sehr empfehlenswert, kann man auch beim
Reformhaus Zacharias in Kassel beziehen)

*Manche wissenschaftliche Prüfungen insbesondere der Inhaltsstoffe
Zeaxanthin und Lutein in Laborstudien ergaben erste Hinweise auf
medizinische Wirksamkeit:*

• *Extrakte aus gemeinem Bocksdorn schützen vor Zerstörung des
optischen Nervs, wenn ein Glaukom vorliegt.[15]*

• *Polysaccharide aus der Pflanze haben immunmodulierende
Wirkung.[16]*

• *Aussagekräftige Laborstudien und klinische Studien nach
Standardbedingungen zur Wirksamkeit gegen Krebs existieren bislang
nicht.[17]*

• *Wässrige Extrakte aus gemeinem Bocksdorn haben starke
antioxidative Eigenschaften.[18]*

*Laut Bundesinstitut für Risikobewertung "gibt es keine Hinweise auf
schädliche Wirkungen der Gojibeeren" [19] für den Verzehr von
Gojibeeren in üblichen Mengen (50 g getrockneten Gojibeeren
entsprechend ca. 66 mg Zeaxanthin). Aber bei randomisierten,
doppelblinden, placebokontrollierten chinesischen Studien bis 2010
blieben die "physiologischen und klinisch-chemischen Parameter [...]
unverändert".[20]*

Medizinische Wirkung[Bearbeiten]

*Traditionell nehmen die Chinesen getrocknete Bocksdornbeeren
gegen hohen Blutdruck und Blutzucker, bei Augenproblemen, zur
Unterstützung des Immunsystems und zur Vorbeugung und Behandlung
von Krebs. Als Einzeldosierung werden 6 bis 15 Gramm der
getrockneten Beeren als Absud, in Wein oder als Tinktur
angegeben.[10]*

*In der traditionellen chinesischen Medizin (TCM) werden Gojibeeren
verwendet, um das Yin zu erhöhen. Bei Mangel an Yin in Leber und
Nieren gibt es für sie in der TCM folgende Indikationen: Benommenheit,
Diabetes, Anämie, Erkältungen, Erschöpfung, Impotenz, Müdigkeit,
vorzeitiges Altern, Nachtschweiß, Potenzstörungen, Schwäche in
Rücken und Knien, Schwindel, Tinnitus und Sehschwäche,
Überanstrengung und Unfruchtbarkeit.[21]*

Giftigkeit[Bearbeiten]

Vergiftungsfälle sind beim Menschen nicht bekannt. Daher wird

WIKIPEDIA GOJI-BEEREN
Notizen zu Goji-Beeren von http://www.vitanatura.de/
(Kommentar R.L.: sehr empfehlenswert, kann man auch beim
Reformhaus Zacharias in Kassel beziehen)

*Bocksdorn nicht als giftig eingestuft.[5] Die bei Roth[1] beschriebene
Giftigkeit beruft sich wohl auf einen Artikel von 1890, der jedoch schon
1891 widerlegt wurde. Wenn, dann sind es lediglich kleinste Mengen
Hyoscyamin, die sich aber nicht toxisch auswirken.[14]*
    Allergie[Bearbeiten]
    *Die Frucht kann Allergien auslösen. Es bestehen diverse
Kreuzreaktionen und hohes Sensibilisierungspotential.[22]*
    Wechselwirkungen[Bearbeiten]
    *Bei gleichzeitiger Einnahme von Vitamin-K-Antagonisten (z.B.
Marcumar), die zur Blutverdünnung verwendet werden, wird die
blutverdünnende Wirkung verstärkt. Es besteht ein erhöhtes Risiko für
Blutungen.[23]"*

4.1.4 Einkaufsliste

Einkaufsliste: Eiweiß
Eier
Seefisch, Saibling, Lachs, Dorsch, Hering, Anchovis, Makrele, Gelbflossenthunfisch
Geflügel
Rotfleisch (Lamm)

Einkaufsliste: Trockenfrüchte
Empfehlung: Reformhaus R. Zacharias, Entenhanger 15, 34117 Kassel http://www.reform-zacharias.de/
Datteln
Mandeln
Walnüsse
Sonnenblumenkerne
Kürbissamen
Feigen
Aprikosen
Mango-Scheiben
Goji-Beeren

Einkaufsliste: Gemüse in Bio-Qualität
Empfehlung: <ul><li>Staatsdomäne **Frankenhausen** http://www.hofladen-bauernladen.info/adressen/hessische-staatsdomaene-frankenhausen-grebenstein___1381.php</li><li>**tegut** http://www.tegut.com/</li></ul>
Kartoffeln
Süßkartoffeln
Möhrengrün für den Smoothie
Kohlrabigrün für den Smoothie
Blattgemüse

Einkaufsliste: Gemüse in Bio-Qualität
Empfehlung:
• Staatsdomäne **Frankenhausen** http://www.hofladen-bauernladen.info/adressen/hessische-staatsdomaene-frankenhausen-grebenstein__1381.php
• **tegut** http://www.tegut.com/
Grünkohl
Spinat
Mangold
Weiß- und Rotkohl
Roter Blattsalat
Petersilie
Brokkoli
Tomaten
Mais
Kürbis
Butternusskürbis
Rosenkohl
Blumenkohl
Paprika
Tomaten
Blattkohl
Blattsalat
Grüner Spargel, weißer Spargel
Romanosalat

Einkaufsliste: Kräuter
Schnittlauch
Petersilie
Basilikum
Thymian
Oregano
Liebstöckel
Pimpernelle
Salbei

Einkaufsliste: Gewürze
Kurkuma

Einkaufsliste: Gewürze
Zimt

Einkaufsliste: Hülsenfrüchte
Erbsen
Bohnen
Linsen
Kichererbsen

Einkaufsliste: Getreide, Brot und selbstgebackenes, getreidefreies Brot
Mais
Naturreis
Dinkelvollkornbrot, schwach gesalzen
Hafer
Ideen für getreidefreies, selbstgebackenes Brot mit folgenden Zutaten: • Mandeln, Nüsse, Leinsamen, Esskastanien, Kokosnuss, Olivenöl, Blumenkohl

Einkaufsliste: Frische Früchte
Avocados
Bananen
Heidelbeeren
Kaki
Wassermelone
Cantaloupe-Melone
Aprikosen
Pfirsiche
Kokosnuss

Einkaufsliste: Öle
Olivenöl Extra Vergine, kaltgepresst
Sonnenblumenöl
Trauben-Kernöl
Rapsöl

Einkaufsliste: Milchähnliche Produkte

Einkaufsliste: Milchähnliche Produkte
Hafermilch
Hanfmilch
Mandelmilch
Reismilch
Kokosmilch

Einkaufsliste: Zuckerähnliche Produkte
Schwarze Melasse
Vollrohrzucker
Stevia
Ahorn-Sirup
Honig
Reissirup
Kokosnusszucker
Muscovadozucker
Erythrit
Agavendicksaft

Einkaufsliste: Tee
Tulsitee
7x7 Kräutertee
Rooibos-Hibiscus-Tee
Mate-Tee
Matcha Tee

Einkaufsliste: Algen
Rote Algen (Haematococcus plurialis)

Einkaufsliste: Nahrungsergänzungsmittel
Kommentar R.L.: Nachfolgende Mittel nur im äußersten Notfall einnehmen, wenn aus verschiedenen Gründen eine gesunde Ernährung nicht möglich ist.
Resveratrol
Hyaluronsäure
Fischöl
Krillöl
Lutein

Einkaufsliste: Nahrungsergänzungsmittel
Kommentar R.L.: Nachfolgende Mittel nur im äußersten Notfall einnehmen, wenn aus verschiedenen Gründen eine gesunde Ernährung nicht möglich ist.
Zeaxanthin
Ginkgo biloba
Acetyl L-Carnitin
Thiamin
Lapacho
Astragalus
Arginin
Zink
Spirulina (für Smoothie sehr gut geeignet)
Chlorella pyroneidosa
Gerstengras (für Smoothie sehr gut geeignet, aber glutenhaltig)
Cholecalciferol-Kapseln
Guggul
Vitamin B12
Ubiquinol
Coenzym Q10
Aloe Vera
Kurkumin
Gymnema sylvestre
Heiliges Basilikum (Tulsi)
Liponsäure retard
Diabetes Protect
Magnesium

4.1.5 Einkaufsliste Kräuter, Würzkräuter, Heilkräuter, Wildkräuter und Laub

Nur solche verwenden, die man genau kennt und nur in den in der Fachliteratur angegebenen Mengen verzehren, da manche bei hoher Dosierung Vergiftungen hervorrufen können. Ich habe nur einige wenige Kräuter in Kleinstmengen ausprobiert.

Hier einige zugehörige Literaturvorschläge:

- „Kräuter, Stein und Gottes Segen" von Maria Nestler
- „IPan Kräuter" im Apple-Store als App
- „Kräuter-Rezeptbuch" von Siegfried Hirsch
- „Pflege, die mir gut tut" von Ursel Bühring
- „Kuren für Körper und Seele von Ursel Bühring
- „Heilpflanzentherapie" von Doris Grappendorf
- „Gesundheit aus der Apotheke Gottes – Ratschläge und Erfahrungen mit Heilkräutern" von Maria Treben

Hier eine Bezugsquelle für die Kräuter, die man nicht in der freien Natur kostenlos findet:

- Kräuter, Würzkräuter, Heilkräuter, Nach Verwendung klicken (z. B. Kräuter für Green Smoothies): www.ruehlemanns.de

Einkaufsliste: Wildkräuter
Nur solche verwenden, die man genau kennt und nur in den in der Fachliteratur angegebenen Mengen verzehren, da manche Vergiftungen hervorrufen können. Ich habe nur einige in Kleinstmengen ausprobiert!
Bärlauch

Einkaufsliste: Wildkräuter

Nur solche verwenden, die man genau kennt und nur in den in der Fachliteratur angegebenen Mengen verzehren, da manche Vergiftungen hervorrufen können. Ich habe nur einige in Kleinstmengen ausprobiert!

Brennnessel

Beinwell

Birkenblätter

Bachbunge

Brunnenkresse

Buchenblätter

Ehrenpreis

Gänseblümchen

Giersch

Gundelrebe

Günsel

Gänsefingerkraut

Hirtentäschel

Huflattich

Hopfensprossen

Johanniskraut

Knoblauchsrauke

Klee

Klette

Wiesenfrauenmantel

Löwenzahn

Labkraut

Lungenkraut

Minzen

Nelkenwurz

Sauerampfer

Spitzwegerich

Schafgarbe

Scharbockskraut

Schlüsselblume

Taubnessel

Veilchen

Vogelmiere

Einkaufsliste: Wildkräuter
Nur solche verwenden, die man genau kennt und nur in den in der Fachliteratur angegebenen Mengen verzehren, da manche Vergiftungen hervorrufen können. Ich habe nur einige in Kleinstmengen ausprobiert!
Wegwarte
Weiße Melde
Wiesenbocksbart
Wiesenschaumkraut
Wilde Möhre
Junge Erdbeerblätter
Junge Himbeerblätter
Junge Brombeerblätter
Junge Johannisbeerblätter
Junge Heidelbeerblätter

Einkaufsliste: Laub von Büschen und Bäumen
Nur solche verwenden, die man genau kennt und nur in den in der Fachliteratur angegebenen Mengen verzehren, da manche Vergiftungen hervorrufen können. Ich habe nur einige in Kleinstmengen ausprobiert.
Linden-Blätter
Ginkgo-Blätter
Alle Blätter von Obstbäumen, die essbare Früchte tragen

4.2 Menüvorschläge zum Auswählen für einen Tag

Vor dem Frühstück Cocktail (fördert die Entgiftung)
- 1 TL Gerstengras (glutenhaltig) und 1 TL Spirulina in einem Glas verrühren und in 120 ml Wasser oder Smoothie-Wasser auflösen und 1/2 Stunde vor dem Frühstück trinken

Frühstück
- 1 Schale Smoothie (siehe Rezeptteil) langsam auslöffeln. Mandeln, Nüsse und weitere Kerne können später in die mit Smoothie gefüllte Schale eingerührt oder dazu gegessen werden. Smoothies eignen sich hervorragend für Berufstätige, da sie bereits am Vorabend zubereitet werden können. Sie halten sich mehr als 24 Stunden auf Zimmertemperatur und können in einem Schraubglas problemlos zur Arbeit mitgenommen werden

Zwischenmalzeit
- eventuell etwas Smoothie
- Mandeln, Nüsse
- Getrocknete Feigen

Mittag
- eventuell etwas Smoothie
- Kalte Hähnchenschenkel, im Ofen gebackene Kartoffelhälften und Reste aus dem Dampfgarer vom Vorabend können auch zur Arbeit mitgenommen werden. Salat, frisches Obst

Nachmittagsessen
- eventuell etwas Smoothie
- Mandeln, Nüsse und frisches Obst
- Getrocknete Feigen

Warme Getränke
- Heißes Wasser, abgekühlt auf Trinktemperatur, ist mein bestes Getränk. Es schmeckt süßlich und man kann viel davon trinken
- Cappuccino (Espresso, mit Hafermilch, aber selten, nicht täglich)
- Cappuccino (Alnatura Malzkaffee oder Naturata Dinkelkaffee mit Hafermilch)
- Cappuccino bestehend aus ungesüßten Kakaopulver und Hafermilch (ohne weitere Süßmittel schmeckt sehr gut)
- 7x7 Kräuter-Tee mit Zitrone, Goji-Beeren, Ingwer
- Matcha Tee
- Sehr selten einen Espresso schwarz, ungezuckert

Kalte Getränke
- Kaltes Wasser angereichert mit Ingwer und/oder, Goji-Beeren (können anschließend gegessen werden)
- Kaltes Wasser angereichert mit allen möglichen Kräutern (z. B. Minze à la Ildiko)
- Zuerst 3-4 Moringa-Samen kauen, dann 1 Glas Wasser trinken (Angenehme Überraschung!)

Kuchen
- Obstkuchen mit Dinkelvollkornmehl (mit Vollrohrzucker oder Erythrit gesüßt)

Abendessen: Kalte Vorspeisen oder Beilagen
- Smoothie
- Frisches Obst
- Salate

Abendessen: Warme Vorspeisen oder Beilagen
- Dinkelvollkornnudeln
- Glutenfreie Nudeln
- Risotto vom Vollkornreis
- Hirsotto à la Ingeborg Münzing-Ruef
- Polenta
- Gnocchi
- Pommes Frites
- Bratkartoffeln
- Pellkartoffelstückchen mit z. B. Tomatensoße

Soßen zur warmen Vorspeise
- Tomatensoße (allgemein sehr gesund)
- Feuersoße
- Bolognese Soße
- Pesto

Eintöpfe
- Bio Buntes Potpourri Hülsenfrüchtenmischung
- Kichererbsen
- Bohnen
- Gemüseeintopf

Abendessen, Hauptgänge (als Beilage oder nur als Hauptgang)
- Entenschenkel mit Rosmarin/Knoblauch/Kartoffelpfanne (im Backofen gegart)
- Hähnchenkeule mit Rosmarin/Knoblauch/Kartoffelpfanne (im Backofen gegart)
- Apfelschnitzen und Zwiebelringe gedünstet a la Luise-Art
- Rosenkohl und Süßkartoffeln in Kokosmilch gedünstet
- Rindersteaks
- Gemüse im Dampfgarer
- Giersch gedünstet (Zubereitung wie Spinat) mit Pellkartoffeln

- Tofu in der Pfanne gebraten und Pellkartoffeln
- Zwiebelrostpfanne mit Pellkartoffeln
- Grüne-Bohnen- oder Zuckererbsenpfanne mit Kartoffeln (Abruzzen-Art)
- Paprika-Tomaten-Pfanne (Abruzzen-Art)
- Zwiebelpfanne (Abruzzen-Art)
- Bratkartoffeln (mit Olivenöl leicht gebraten)
- Pommes Frites selbst gemacht (mit Olivenöl leicht gebraten)
- Eierpfannkuchen mit Hafermilch, Zwiebeln und Kräutern

Salatsoßen
- Olivenöl, Zitronensaft, Salz, Pfeffer, (Essig und Senf wirken säurebildend)
- Salatsoße à la Marie-Claude

Salate
- Weißkohlsalat (mit Küchenmaschine geraspelt)
- Endiviensalat
- Feldsalat
- Kopfsalat
- Tomate-Gurke-Salat
- Bohnensalat
- Grüner Salat mit Tomaten, Gurken und Kartoffeln (als Hauptspeise auch sehr gut geeignet
- Karottensalat (roh)
- Kartoffelsalat
- Salate mit Smoothie-Zutaten
- Endivien/Orangen-Salat
- Feldsalat mit Granatapfelkernen
- Salat mit Kartoffelstückchen

Nachtische
- Apfelmus ungezuckert (selbstgemacht)
- 1 Stück Kuchen

Abendbrot
- Brot so wenig wie möglich essen
- nur Dinkelvollkornbrot, Dinkelvollkornbrötchen, Mandelbrot

Brotaufstrich

- Olivenöl und Salz
- Tomatensoße
- Hummus (Sesam-Kichererbsen-Mus)
- Tahina (Sesam-Mus)
- Vegetarische Pasten

Brot mit Olivenöl und Salz und

- Arrosticini (Abruzzen-Lammspießchen)
- Frische Dicke Bohnen mit Dinkelvollkornbrot, Öl und Salz (Spezialität aus den Abruzzen)
- Frische Knoblauchzehe auf getoastetem Brot mit Olivenöl (Bruschetta-Spezialität aus den Abruzzen)

Pizza, Piadina

- nicht so viel davon essen
- nur aus Dinkelvollkornteig

Pizza- bzw. Piadinabelag

- Tomaten, Paprika, Oliven, Pilze, Kapern
- Ananas
- Knoblauch, Zwiebeln, Basilikum, Oregano, Rosmarin
- Röstzwiebeln
- Putenbraten, Rinderbraten, Rindgehacktes, Hähnchenbrust
- Meeresfrüchte, Sardellen, Lachs
- Gemüse, Artischocken, Spinat, Mais
- Eier
- Sonnenblumenkerne im Teig vermengt
- Rucola
- Wildkräuter
- Pinienkerne gemahlen, anstatt Parmesan

Knabberei und für den Hunger zwischendurch:

- Maiswaffeln
- Mandeln vorwiegend
- Nüsse
- Sonnenblumenkerne

- Kürbissamen
- Pistazien geröstet ungesalzen
- Moringa-Samen
- Goji-Beeren
- Trockenfrüchte
- Johannisbrotfrüchte getrocknet. Ich habe sie in der Kinderzeit als Ersatz zur Schokolade genossen. Diese äußerst gesunde Nascherei findet man in türkischen Geschäften. Waschen, ein bisschen im Wasser einweichen, die Kerne sind sehr hart und nur in Form von Mehl essbar, Vorsicht beim Kauen
- Kichererbsen geröstet (gibt es in türkischen und asiatischen Geschäften)

4.3 Rezepte und Anregungen für Rezepte als Basis für die Ernährungsumstellung

4.3.1 Küchengeräte

- Vitamix (USA) http://www.keimling.de/
- Revoblend (Saro Küchengeräte, Deutschland)
- Thermomix (Vorwerk)
- BlendTec (USA)

O. g. Mixer sind sehr teuer aber sehr gut. Sie haben eine Messerdrehzahl von 30.000 Umdrehungen. Ein Mixer von der Küchenmaschine tut es auch, aber weniger intensiv. Wir haben im Hause eine:

- MUM 86 professional mit 1600 Watt (Bosch). Der dazugehörige Glasbehälter-Mixer, leistet hervorragende Dienste. Es dürfen natürlich keine harten Gegenstände hineinkommen! Verletzungsgefahr!

- Stabmixer Minipimer z.B. von Braun (für die Reise)
- Moulinex für das zerkleinern von Mandeln, um Mandelmehl selbst zu mahlen
- Rohkostschneider „Rokoschneider Power Line" von Börner für z. B. Zucchini-Spaghetti, oder
- ROKO Rohkostschneider und Auffangschale von Börner für z. B. Zucchini-Spaghetti
- Römertopf für das Fleisch
- Dampfgarer aus Edelstahl
- Töpfe aus Emaille
- Edelstahltöpfe

- Nudelkochtopf als Dampfgarer für Gemüse verwenden
- Piadina-Pfanne (man kann die Silit-Pfanne für Crêpes dafür verwenden)
- Espressokocher Brikka Bialetti (nur Made in Italy verwenden, wegen der geringeren Aluminiumbelastung für gelegentlichen Espresso benutzen). Möglichst daraus gar keinen Kaffee trinken, da Aluminium im Verdacht steht Alzheimer zu verursachen. Stattdessen wasserlöslichen Malz- oder Dinkelkaffee trinken und den Cappuccino Edelstahl-Milchschäumer für die Hafermilch verwenden
- Milchschäumer aus Edelstahl (z. B. für Hafermilch)

4.3.2 Müsli

Es ist eine wunderbare und schnelle Art zu frühstücken, frisches Obst dazu und fertig. Mit Müsli habe ich meine ersten Erfolge bei der Nahrungsumstellung erzielt, da sie sehr sättigend sind. Damit vermeidet man den Heißhunger zwischen den Mahlzeiten. Später kamen die Smoothies dazu, die sicherlich aufgrund der frischen Zutaten gesünder sind.

Mittlerweile denke ich jedoch, dass ein schmackhafter grüner Smoothie die Kraft hat, Müsli vom Frühstückstisch zu verbannen, mit einem noch besseren Erfolg für die Gesundheit. Man kann also selber entscheiden. Einige Müslizutaten können getrost mit Erfolg in den Mixer wandern.

Mögliche Zutaten zum Müsli:
- Haferdrink
- 1 EL Hirseflocken
- 1 EL Erdmandeln gemahlen (im Kühlschrank aufbewahren).
- 1 EL Haferflocken Kleinblatt
- 1 TL Chia Saat, dunkel, Natur
- Cranberrys
- Aprikosen getrocknet, wild gewachsen
- Datteln entsteint, Natur
- 1 EL Rosinen-Mix Tricolore
- Flohsamen
- Leinsamen- Amaranth-Quinoa-Mix
- Sesam schwarz, gemahlen (im Kühlschrank aufbewahren) (sehr eisenhaltig)
- Aprikosen getrocknet, wild gewachsen

Mögliche Zutaten als Beigabe zum fertigen Müsli, um das Kauen zu verlängern:

- Frische Früchte nach Belieben
- Walnüsse, Haselnüsse (keine Erdnüsse)
- Sonnenblumenkerne
- Mandeln Natur
- Kürbissamen
- Pinienkerne

Müsli-Zubereitung für 2 Personen (Beispiel):
2 Frühstücksschalen mit je 1 Trockenfeige, 2 entsteinten Datteln, ½ Banane in sehr wenig kaltem Wasser vermengen.
1 Topf mit Mandeln, Sonnenblumenkerne, Kürbiskerne, Hirseflocken, Haferflocken, Chia-Saat, Flohsamen, Leinsamen-Amaranth-Quinoa-Mix, Sesam-schwarz-gemahlen und mit Hafermilch auffüllen, auf den Herd stellen, verrühren und auf schwacher Flamme garen lassen, bis die ersten Dampfwolken aufsteigen. Topf auf 2 Tassen aufteilen.

4.3.3 Green Smoothies

Wie bereits erwähnt, kann man o.g. Müslizutaten auch für grüne
Smoothies verwenden.

**Smoothies, wie auch Rohkost, sollte man wegen der besseren
Verdauung, immer vor warmen Mahlzeiten verzehren!**

In den meisten Haushalten befinden sich Küchenmaschinen, sogar aus
den sechziger und siebziger Jahren mit einem Mixeraufsatz für die
damaligen Milchmixgetränke. Den kann man sicherlich für die ersten
Versuche bzw. auf Dauer, für einen gesunden grünen Smoothie
nehmen. Wir haben zu Hause eine MUM 86 professional mit 1600 Watt
(Bosch). Der Mixer-Glasbehälter dazu, tut hervorragende Dienste. Es
dürfen natürlich keine harten Gegenstände hineinkommen!
Verletzungsgefahr! Auf Reisen kann man einen Rühr-Stab mitnehmen (z.
B. ein Minipimer von Braun), so braucht man auch dort auf gesunde
Nahrung nicht zu verzichten.

Smoothies eignen sich hervorragend für Berufstätige, da sie bereits am
Vorabend zubereitet werden können. Sie halten sich mehr als 24
Stunden auf Zimmertemperatur und können in einem Schraubglas
problemlos zur Arbeit mitgenommen werden.

Die Hauptbestandteile eines gesunden Smoothies sollten zu 50%
Blattgemüse und/oder Wildkräuter und 50% Früchten nur aus
ökologischem Anbau bestehen. Zusätzlich kommt Wasser hinzu. In den
Mixer kein Öl und keine fettigen Mittel hineingeben, um den Mixer
später leichter reinigen zu können. Die kaubaren Obstkerne und die
Obstschalen (Bio-Qualität) gehören unbedingt mit in den Mixer. Die
Orangen- und Zitronenschalen gehören zur Hälfte in den Mixer. Wenn
man Knoblauch haben möchte, sollte man Zitrone dazu geben, um die
Geruchsbelästigung zu minimieren. Mischgut gleichmäßig in dem Mixer
verteilen. Je nach Mixerstärke den Smoothie so gut wie möglich zu

einem Brei mischen. Je mehr Leistung und Drehzahl der Mixer hat, umso besser. Vorschläge für die Anschaffung eines guten Mixers siehe Abschnitt Küchengeräte. Den fertigen Brei in eine Tasse, Schale oder tiefen Teller geben. Den Rest kann man in einem Schraubglas für 3 Tage im Kühlschrank aufbewahren und mit zur Arbeit nehmen. Mixer mit Wasser spülen und das Spülwasser auffangen und ebenso in einem Schraubglas zum Trinken aufbewahren oder zur Verdünnung des Smoothies nehmen. Mandeln, Nüsse, Kürbissamen und Sonnenblumenkerne hineinstreuen, verrühren; eine kleine Olivenölspirale über den Smoothie bilden und servieren. Die Zugabe von Mandeln und weiteren Kernen dient dazu, den Smoothie langsam auszulöffeln und wird dabei angeregt, langsam zu kauen, um die Verdauung zu erleichtern. Wenn man den Smoothie aus dem Kühlschrank zum Essen holt, sollte man die Essgefäße, aus denen er ausgelöffelt werden soll, vorher mit etwas heißem Wasser vorwärmen. Guten Appetit.

Mögliche Zutaten für den Mixer

Flüssigkeiten:
- Kühlschrankkaltes Wasser, wenn möglich. Der Smoothie sollte jedoch dickflüssig sein. Das eiskalte Wasser, wirkt gegen die Erwärmung, die durch das Mixen entsteht
- Alternativ Hafer-, Soja oder Reismilch

Frische Früchte und Obstbaumblätter:
- Frische Früchte nach Belieben
- Frische Baum- und Sträucherblätter von essbaren Früchten

Gemüse, Kräuter und Gewürze:
- Frische Kräuter z.B. etwas Rosmarin, Oregano, Thymian, Petersilie, Schnittlauch
- Grüne Gemüse- und Salatblätter (alles was oberhalb der Erde wächst, außer Kartoffelkraut und Rhabarberblätter)
- Knoblauch und Zitrone mit Kernen und Zitronenschale im Bereich der Blüte und Stiel großräumig entsorgen
- Eine Vielzahl von Kräutern speziell für Green Smoothies kann man bei www.ruehlemanns.de unter der Rubrik, „Nach Verwendung,

Kräuter für Green Smoothies" beziehen. Auf dieser Seite findet man den Hinweis: *„Die leckeren grünen Smoothies bringen uns dazu, mehr niacinhaltige Nahrung zu uns zu nehmen. Niacin ist ein Vitamin, das bevorzugt in grünen Pflanzenteilen vorkommt, und ist eines jener Stoffe, die in der normalen Kost viel zu wenig vorkommen. Daneben ist das Pflanzengrün, das Chlorophyll selbst, sehr gesund. Und natürlich nehmen wir viele andere Vitalstoffe, wie Vitamine und Mineralstoffe, in gut erschlossener, fein pürierter Form zu uns. "*

- Frische Wildkräuter wie Brennnessel, Löwenzahn, Bärlauch, Giersch, etc.. Da es im Winter kaum Wildkräuter gibt, kann man sie im Frühjahr und im Sommer sammeln, waschen, schleudern, in Portionen einfrieren und dann später im gefrorenen Zustand in den Mixbehälter geben. Das hilft, die durch das Mixen entstandene Wärme zu kompensieren.

Trockenfrüchte, Samen und Gräser in Pulverform:
- Eine Vielzahl von Trockenfrüchten und Gräsern in Pulverform kann man beim Reformhaus R. Zacharias, Entenhanger 15, 34117 Kassel http://www.reform-zacharias.de/ beziehen
- Chia Saat, dunkel, natur
- Cranberrys
- Goji-Beeren
- Aprikosen getrocknet, wild gewachsen
- Moringa-Samen
- Datteln entsteint, natur
- Rosinen-Mix Tricolore
- Flohsamen
- Leinsamen-Amaranth-Quinoa-Mix
- Sesam schwarz, gemahlen (im Kühlschrank aufbewahren) (sehr eisenhaltig)
- Gerstengras (sehr gesund und verleiht dem Smoothie eine garantiert grüne Note. Gerstengras ist glutenhaltig!)
- Spirulina (sehr gesund und verleiht dem Smoothie eine garantiert grüne Note)

Zutaten als Beigabe zum fertigen Smoothie:
Sie verlängern nebenbei das Kauen. Wenn man Probleme mit dem Kauen hat, sollte man auf keinen Fall auf folgende eiweißreichen Kerne

verzichten, denn sie können z.B. mit einer Moulinex zu Mehl verarbeitet werden und zum Smoothie hinzugegeben werden. Danach den Brei langsam essen:

- Mandeln natur (vorwiegend)
- Kürbissamen
- Walnüsse, Haselnüsse (keine Erdnüsse)
- Sonnenblumenkerne
- Pinienkerne
- Goji-Beeren
- Frische Früchte

Zubereitung:
Die Zutaten abwechselnd in den Mixer füllen. Mit der kleinsten Drehzahl anlaufen lassen und nach den weiteren Stufen in der höchsten Drehzahl ca. 2 Minuten weiterlaufen lassen. Auf 2 Schalen verteilen. Eine Olivenölspirale darüber bilden. Walnüsse, Haselnüsse, Mandeln etc. hinzufügen. Den Rest vom Mixer in ein Schraubglas füllen und für eine spätere Mahlzeit aufbewahren. Den Mixbehälter mit kaltem Wasser spülen. Spülwasser in einem weiteren Schraubglas zum Trinken aufbewahren. Servieren. Langsam auslöffeln und ausgiebig kauen.

Guten Appetit

Smoothie 1 (ergibt 4 Portionen à 400 ml)

Zutaten für den Mixer (sollten einige Zutaten nicht vorhanden sein oder nicht erwünscht, lässt man sie weg oder tauscht sie mit anderen Zutaten aus. Die eigene Fantasie ist hier erwünscht, bis der Geschmack stimmt):

- *1 Apfel (Schale im Bereich des Stiels und der Blüte entsorgen und den Rest samt Samen in den Mixer*
- *1 Orange (Schale im Bereich des Stiels und der Blüte großräumig entsorgen und den Rest samt Samen in den Mixer)*
- *2 Bananen*
- *einige Blätter von Salatherzen in Bio-Qualität*
- *3 Trockenfeigen (hartes Stück im Bereich des Stiels entfernen)*
- *3 entsteinte Datteln*
- *Rosinen nach Belieben*
- *1 Knoblauchzehe und 1/4 Zitrone*

- Kräuter: z. B. Rosmarin, Basilikum, Thymian, Petersilie, Pimpernelle, Oregano, Zitronenmelisse, Sauerampfer, Salbei ...
- ½ Liter eiskaltes Wasser
- 1 TL Gerstengras (glutenhaltig)
- 1 TL Spirulina

Zutaten nach Belieben für die Zugabe in die Schalen nach dem Mixvorgang:

- Mandeln natur (vorwiegend)
- Kürbissamen
- Walnüsse, Haselnüsse (keine Erdnüsse)
- Sonnenblumenkerne
- Pinienkerne
- Goji-Beeren
- Frische Früchte

Smoothie 2 (ergibt 4 Portionen à 400 ml)

Zutaten für den Mixer (sollten einige Zutaten nicht vorhanden sein oder nicht erwünscht, lässt man sie weg oder tauscht sie mit anderen Zutaten aus. Die eigene Fantasie ist hier erwünscht, bis der Geschmack stimmt):

- *2 Äpfel (Schale im Bereich des Stiels und der Blüte entsorgen und den Rest samt Samen in den Mixer)*
- *1 Mango geschält*
- *2 Handvoll Spinat (frisch oder gefroren)*
- *1 Bündel Schnittlauch*
- *3 Trockenfeigen (hartes Stück im Bereich des Stiels entfernen)*
- *3 entsteinte Datteln*
- *1 Knoblauchzehe und 1/4 Zitrone*

- Kräuter: z. B. Rosmarin, Basilikum, Thymian, Petersilie, Pimpernelle, Oregano, Zitronenmelisse, Sauerampfer, Salbei
- ½ Liter eiskaltes Wasser

Zutaten für die Zugabe in die Schalen nach dem Mixvorgang:

- Mandeln natur (vorwiegend)
- Kürbissamen
- Walnüsse, Haselnüsse (keine Erdnüsse)
- Sonnenblumenkerne
- Pinienkerne
- Goji-Beeren
- Frische Früchte

Smoothie 3 (ergibt 4 Portionen à 400 ml)

Zutaten für den Mixer (sollten einige Zutaten nicht vorhanden sein oder nicht erwünscht, lässt man sie weg oder tauscht sie mit anderen Zutaten aus. Die eigene Fantasie ist hier erwünscht, bis der richtige Geschmack stimmt):

- **1 Birne** *(Schale im Bereich des Stiels und der Blüte entsorgen und den Rest samt Samen in den Mixer)*
- **1 Orange** *(Schale im Bereich des Stiels und der Blüte großräumig entsorgen und den Rest samt Samen in den Mixer)*
- **2 Bananen**
- **3 Blatt Kohlrabigrün**
- **3 Bündel Karottengrün**
- **2 Trockenfeigen (hartes Stück im Bereich des Stiels entfernen)**
- **2 entsteinte Datteln**
- **Rosinen nach Belieben**
- **2 EL Goji-Beeren (1/2 Stunde eingeweicht, wenn möglich)**
- **1 Knoblauchzehe und 1/4 Zitrone**

- Kräuter: z. B. Rosmarin, Basilikum, Thymian, Petersilie, Pimpernelle, Oregano, Zitronenmelisse, Sauerampfer, Salbei ...
- ½ Liter eiskaltes Wasser
- 1 TL Gerstengras (glutenhaltig)
- 1 TL Spirulina

Zutaten für die Zugabe in die Schalen nach dem Mixvorgang:

- Mandeln natur (vorwiegend)
- Kürbissamen
- Walnüsse, Haselnüsse (keine Erdnüsse)
- Sonnenblumenkerne
- Pinienkerne
- Goji-Beeren
- Frische Früchte

Smoothie 4 (ergibt 4 Portionen à 400 ml)

Zutaten für den Mixer (sollten einige Zutaten nicht vorhanden sein oder nicht erwünscht, lässt man sie weg oder tauscht sie mit anderen Zutaten aus. Die eigene Fantasie ist hier erwünscht, bis der richtige Geschmack stimmt):

- *1 Apfel (Schale im Bereich des Stiels und der Blüte entsorgen und den Rest samt Samen in den Mixer)*
- *1 Orange (Schale im Bereich des Stiels und der Blüte großräumig entsorgen und den Rest samt Samen in den Mixer)*
- *2 Bananen*
- *140 g Giersch, Brennnesseln, Schafgarbe, Gänseblümchen*
- *3 Trockenfeigen (hartes Stück im Bereich des Stiels entfernen)*
- *3 Trockenaprikosen*
- *2 EL Goji-Beeren (1/2 Stunde eingeweicht, wenn möglich)*
- *1 Knoblauchzehe und 1/4 Zitrone*

- Kräuter: z. B. Rosmarin, Basilikum, Thymian, Petersilie, Pimpernelle, Oregano, Zitronenmelisse, Sauerampfer, Salbei ...
- ½ Liter eiskaltes Wasser
- 1 TL Gerstengras (glutenhaltig)
- 1 TL Spirulina

Zutaten für die Zugabe in die Schalen nach dem Mixvorgang:

- *Mandeln natur (vorwiegend)*
- *Kürbissamen*
- *Walnüsse, Haselnüsse (keine Erdnüsse)*
- *Sonnenblumenkerne*
- *Pinienkerne*
- *Goji-Beeren*
- *Frische Früchte*

Abbildungen verschiedener Ideen für Smoothies:

Der erste Versuch

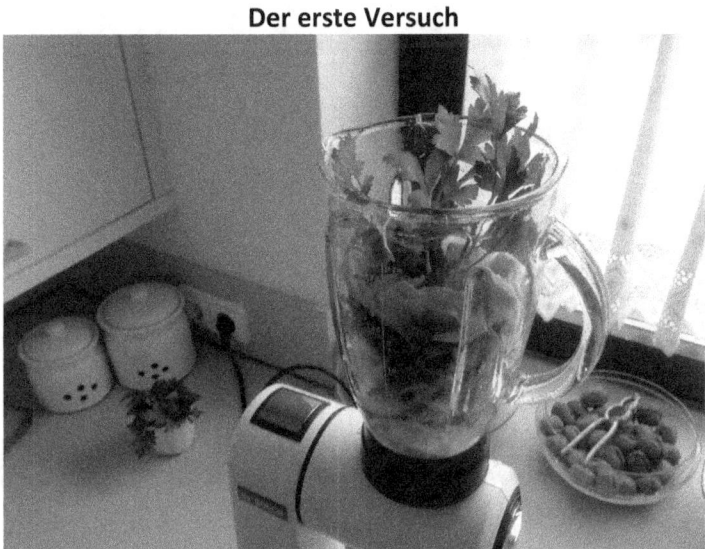

Das erste Ergebnis

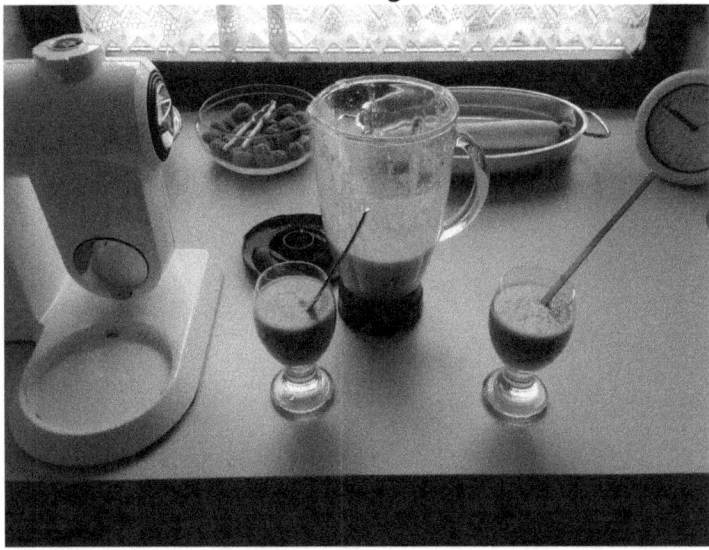

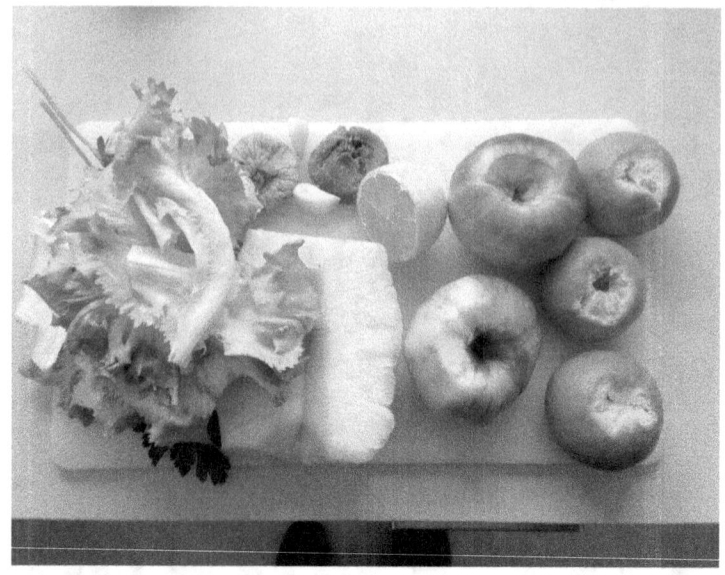

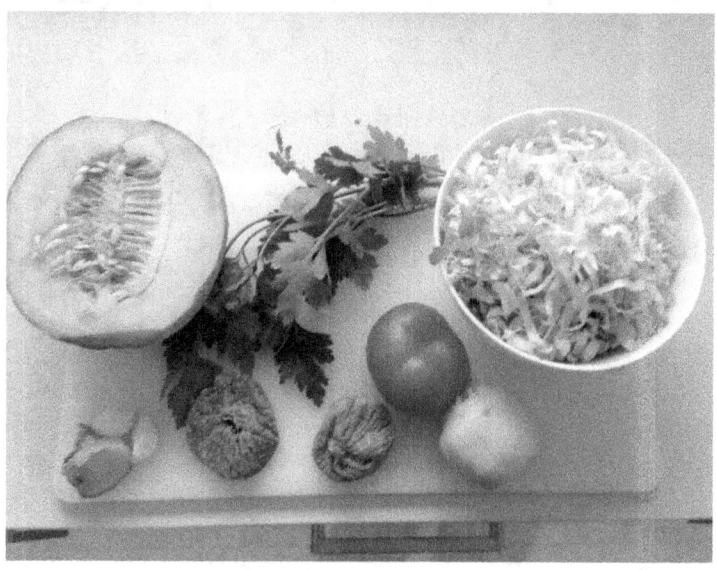

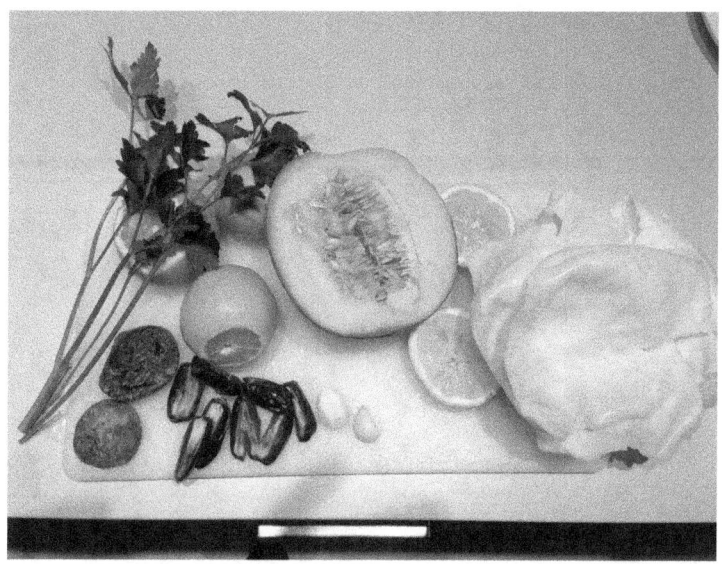

**Fertiger Smoothie mit Zugabe von Mandeln, Kürbissamen,
Sonnenblumenkernen und Goji-Beeren zum ausgiebigen Kauen**

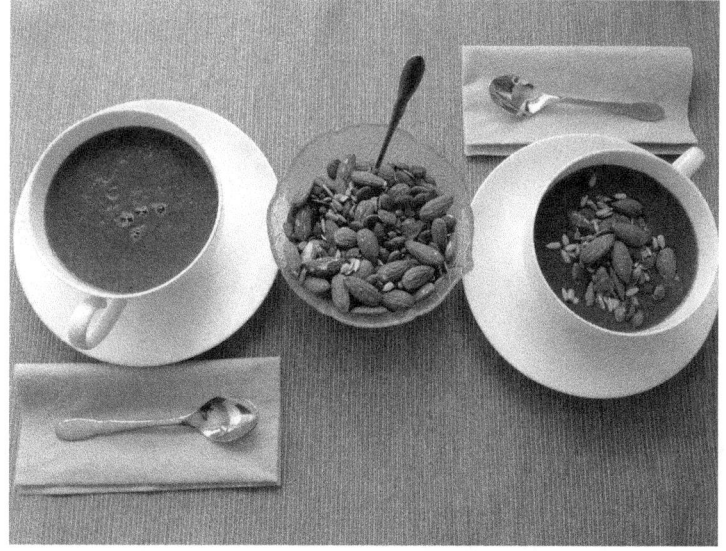

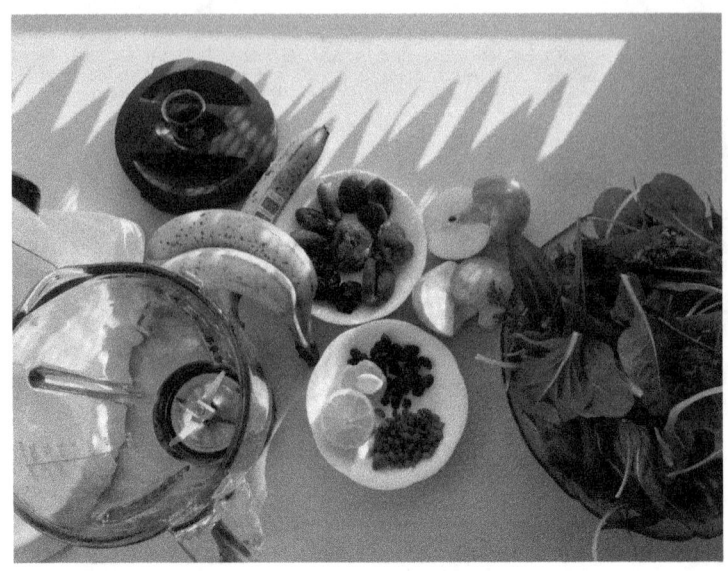

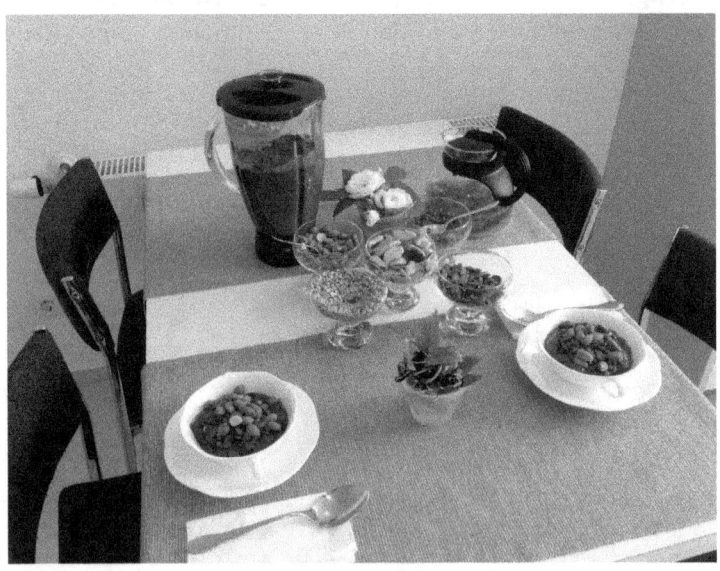

4.3.5.1 Vorspeisen, kalt

Rohkost am besten als Vorspeise verzehren!

- Frisches Obst
- Obstsalat
- Salat
- Green Smoothie
- Salat aus Smoothie-Komponenten
- Zucchini-Nudeln mit kalter Tomatensoße oder Pesto

**Gehobelte Zucchini-Nudeln mit Tomatensoße
und gemahlene Pinienkerne à la Meike**

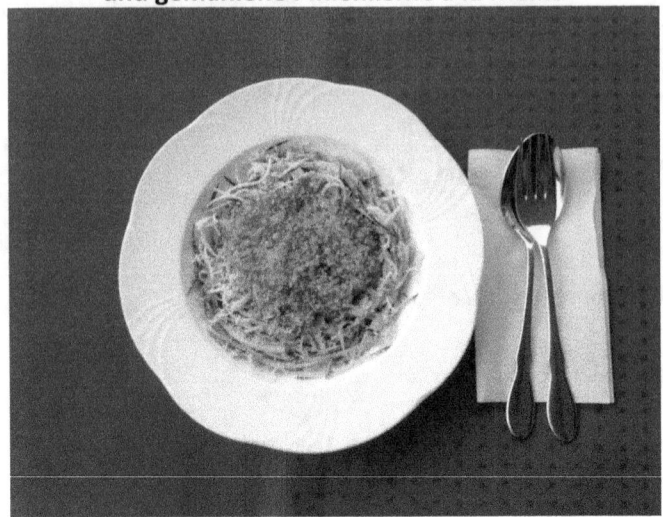

Zutaten für 2 Personen:
- 2 Zucchini
- 1 Prise Salz
- 10 g Pinienkerne
- Selbstgemachte Tomatensoße (alternativ Pesto selbstgemacht)

Küchengeräte:
- Börner ROKO Rohkostschneider und Börner-Auffangschale für das Schneiden der Zucchini-Spaghetti
- Moulinex für das Mahlen der Pinienkerne

Basilikum-Pesto:
Pinienkerne trocken in einer Pfanne rösten, etwas abkühlen lassen. Pinienkerne, abgezupfte Basilikumblätter, Knoblauchzehen in eine Moulinex (oder Gefäß mit Mixstab) geben, zerkleinern, bis ein grüner Brei entsteht. Mandelmus zu dem Brei geben und nach und nach mit dem Olivenöl zu einer Paste mixen. Danach evtl. mit Salz abschmecken. Soll Pesto länger aufbewahrt werden: Im Glas mit einer Schicht Olivenöl bedecken.

4.3.4 Suppen

Zucchini-Suppe
Zutaten:

- 1 große Zwiebel
- 2 Knoblauchzehen
- 800 g Zucchini
- 2 EL Olivenöl
- ¾ l Gemüsebrühe
- Je 1 Prise weißer Pfeffer und Muskatnuss, ev. Salz, Dill

Zubereitung:
Zucchini in Stücke schneiden, Zwiebeln und Knoblauch feinwürfeln. In Öl anbraten, aber nicht stark bräunen lassen. Gemüsebrühe aufgießen, Suppe zugedeckt bei schwacher Hitze ca. 10 Min. kochen lassen. Mit Salz, Pfeffer und Muskatnuss abschmecken, mit Pürierstab zerkleinern und mit Dill am Tisch garnieren.
Separat möglichst kleine Zucchini ganz klein schneiden, in Öl bei schwacher Hitze anbraten, bis sie bissfest sind. Mit Salz abschmecken und dann auf die Suppe geben.

Gemüsesuppe mit Kichererbsen, Kartoffel- und gebratenen Tofu-Würfelchen

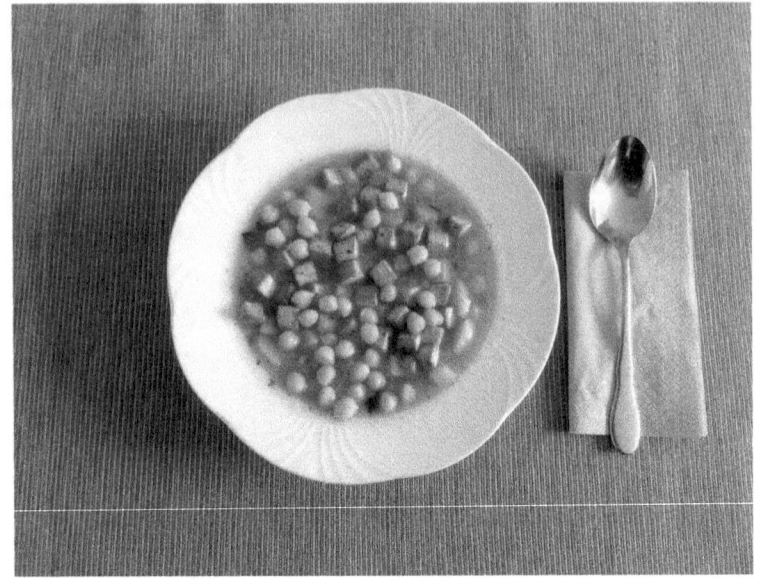

4.3.5.2 Vorspeisen, warm

Polenta mit Feuersauce

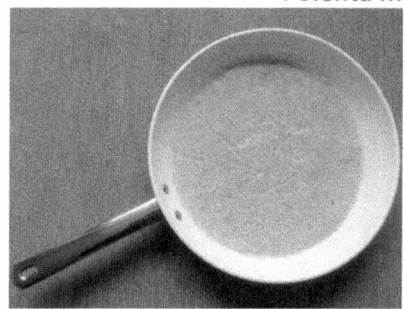 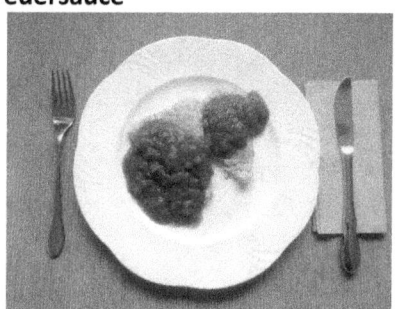

Zutaten für 4 Personen:
- 100 g Polenta
- 525 ml Wasser
- Salz

Zubereitung:
Das kochende Wasser in eine porzellanbeschichtete Pfanne 280 mm
Durchmesser eingießen. Die Herdplatte so einstellen, dass das Wasser
zum Kochen kommt. Pfanne von der Kochstelle nehmen und abstellen.
Polenta-Mehl gleichmäßig einstreuen, mit einem Schneebesen aus
Kunststoff, das Mehl vorsichtig verteilen, so dass alles im Wasser
eintaucht. Wieder auf die noch heiße Herdplatte stellen und mit
geschlossenem Deckel bei sehr niedriger Stufe für weitere 15 Min.
köcheln lassen. Vom Herd nehmen. Deckel abnehmen und etwas
abkühlen lassen. Mit einem Holzspachtel den Polenta-Fladen erst
vierteln, dann achteln. Mit einer guten Tomatensoße bedecken und
servieren.

Feuersauce

Zutaten:
- ½ Tasse Olivenöl
- 300 g kleingeschnittene Zwiebeln
- 1 EL kleingehackter Knoblauch
- 1 großes Glas geschälte Tomaten mit Saft
- 500 g passierte Tomaten (Pomito)
- 1 großes Glas Tomatenpüree
- 1 TL kleingeschnittene, getrocknete, rote Chilis
- 2 EL Senf
- 2 EL Agavendicksaft
- 1 EL Essig
- 1 ½ TL Salz

Zubereitung:
Olivenöl in einer Pfanne leicht erhitzen, dann Zwiebeln und Knoblauch glasig (keinesfalls braun!) braten. Kleingeschnittene Tomaten, Tomatensaft und –püree, Chilis, Senf, Zucker, Essig und Salz dazugeben. Ca. 1 Std. köcheln lassen, oft rühren, da die Sauce leicht anbrennt. Dann vom Feuer nehmen und abkühlen lassen.
Diese Sauce kann gut zu Nudeln, Polenta und gegartem Fleisch gereicht werden.

Bolognese Soße

Zutaten:
- 250 g Rindsgehacktes
- 2 Zwiebeln
- kleingeschnittenes Gemüse (Möhren, Sellerie, Porree)
- 2 Knoblauchzehen
- geschnittene Petersilie
- 1 großes Glas geschälte Tomaten
- Würzen mit Salz, Pfeffer, Oregano, Basilikum Thymian

Zubereitung:
Zwiebeln und Gehacktes anbraten. Gemüse, Petersilie und Knoblauchzehen hinzufügen, anschwitzen. Geschälte Tomaten und Gewürze hinzufügen. 2 Stunden köcheln lassen.

Hirsotto (für 4 Personen) à la Ingeborg Münzing-Ruef
aus dem „Kursbuch gesunde Ernährung"

Ich habe dieses Rezept mit kleinen Abwandlungen aufgeführt. Es ist eine gute Alternative zum gesunden Risotto aber eben mit Hirse. Man muss aber nicht alle aufgeführten Zutaten nehmen. Mir geht es, um die Idee.

200 g Goldhirse, heiß gewaschen, mit der zweifachen Menge Gemüsebrühe oder Bouillon (400 ml) zum Kochen bringen. Eine Zwiebel würfeln, im Pfännchen rösten und dazugeben. Während die Hirse ca. 15 bis 20 Minuten zieht (Herdplatte ausschalten), können Sie nebenbei ganz feine Sachen zubereiten: geblätterte Champignons oder Austernpilzstücke schmoren, kleingeschnittene, frische Artischockenböden mit Frühlingszwiebeln und Knoblauch garen. Erbsen, Brokkoli, Blumenkohlröschen Maiskörner oder Paprikastücke, all das passt hervorragend in die Hirsepfanne – und als Gewürze sehr gut Majoran oder Thymian.
Oder einfach nur Schältomaten in Stückchen mit Zwiebeln und vielen Kräutern als Soße zum Hirsotto. Auch kleine Stücke vom gekochten Hühnerfleisch (ohne Haut), mit Pilzen, Lauch, viel Petersilie und ausgepresstem Knoblauch nach Gusto, in etwas Öl geröstet , sind eine Delikatesse zum Hirsotto – ebenso wie Krabben mit Dill oder Curry.
Besonders hübsch sieht alles zu Hirse aus, was frisch und bunt lacht.
Übrigens: Wenn viel Gemüse in die Hirsepfanne kommt, braucht man für vier Personen nur ca. 100 g Körner, gekocht, und je Person ca. 150 g geputztes Gemüse.

Bio-Vollkornreis

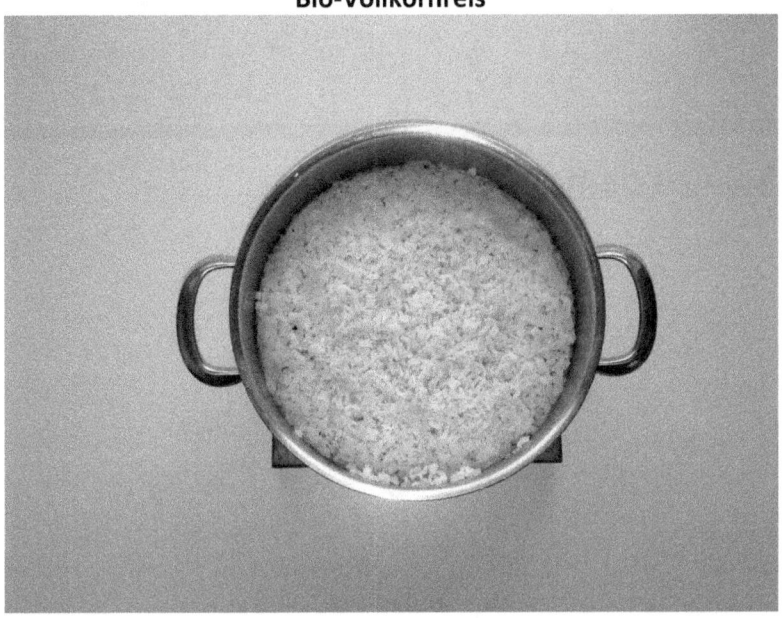

Zutaten:
500 g Bio-Vollkornreis
3 Zwiebeln
1 – 2 EL Olivenöl
1 ¼ Liter kochendes Wasser
2 EL Gemüsebrühe z. B. Bio4well (hefefrei)

Zubereitung:
Kleingeschnittene Zwiebeln in Olivenöl dünsten, den Reis hinzufügen und auch ein paar Minuten unter Wenden anschwitzen, dann das kochende Wasser hinzugeben, 2 schwach gehäufte Esslöffel Gemüsebrühe Bio4well (hefefrei) hinzufügen, Temperatur auf ein Minimum reduzieren, mit dem Deckel verschließen und zirka 40 Minuten leicht köcheln lassen.

4.3.6 Aus dem Backofen

Hokkaido-Kürbis und Süßkartoffeln aus der Röhre

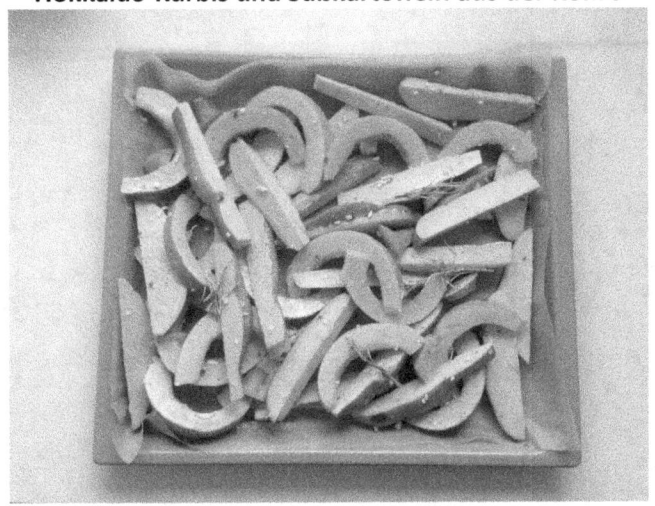

Zutaten:
- 1 kleinen Hokkaido-Kürbis
- 4 Süßkartoffeln

Zutaten für die Soße:
- 3 Zweige Rosmarin
- 1 Esslöffel Agavendicksaft oder Honig
- 1 Chilischote ohne Kerne in feinen Streifen geschnitten
- 1 walnussgroßes Stück Ingwer
- 10 Esslöffel Olivenöl
- Schwarzer Pfeffer aus der Mühle
- Salz

Zubereitung:
Alles gut miteinander vermischen, auf ein Backblech geben und mit Alufolie bedeckt für 20 Minuten in die Röhre schieben bei 175 Grad. Anschließend die Folie abnehmen und weitere 15 Minuten bei 175 Grad weiterbacken.

Hokkaido-Kürbis, Kartoffeln und Süßkartoffeln
Variationen aus der Röhre

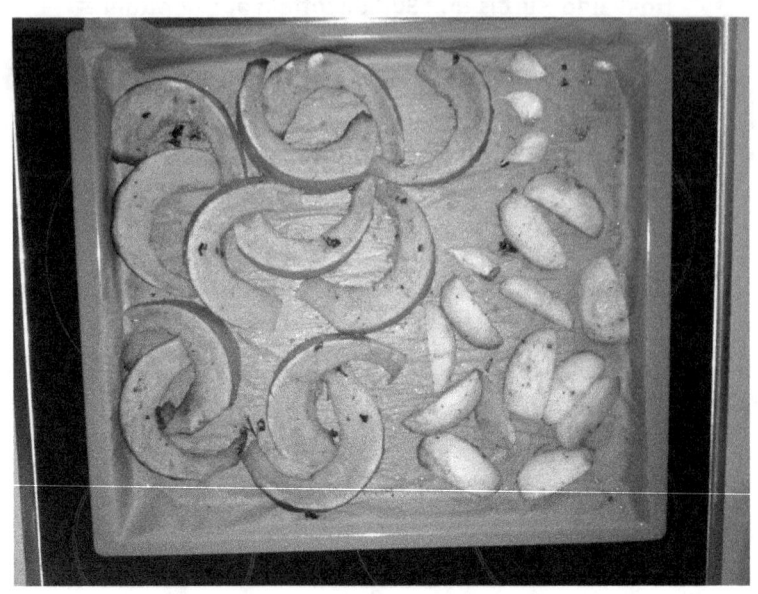

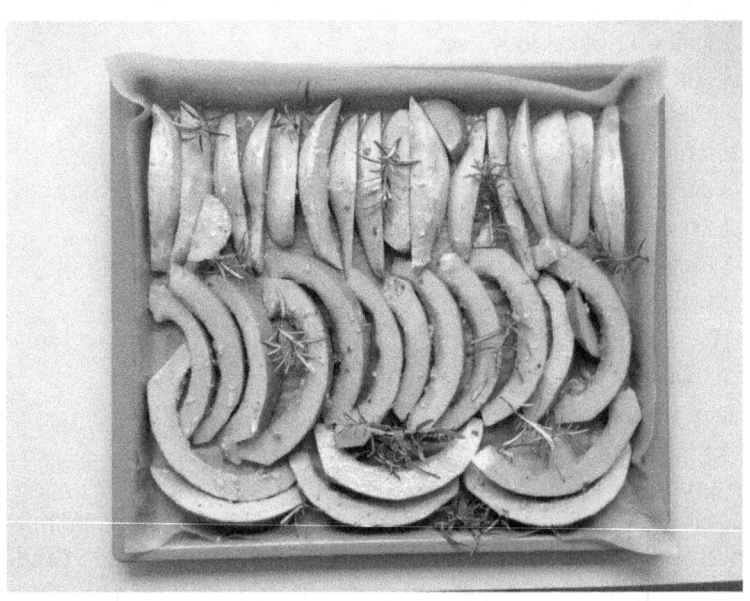

Marronen

Vor dem Backen

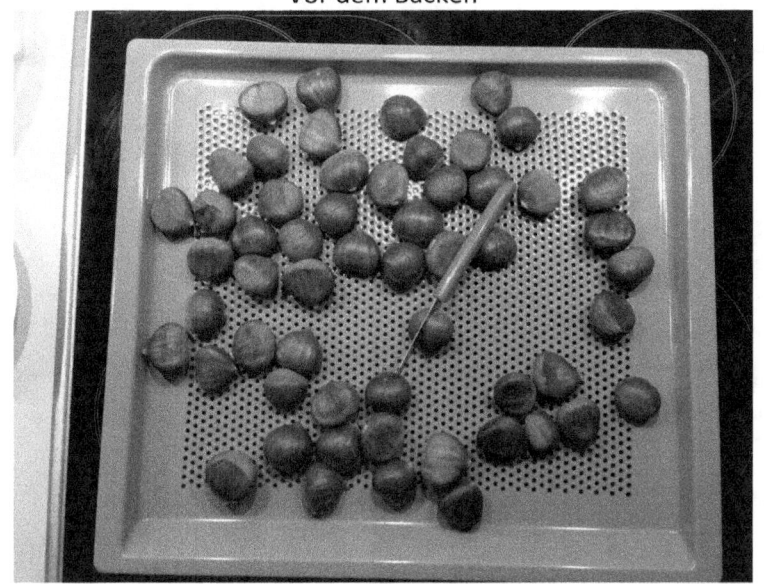

Nach dem Backen

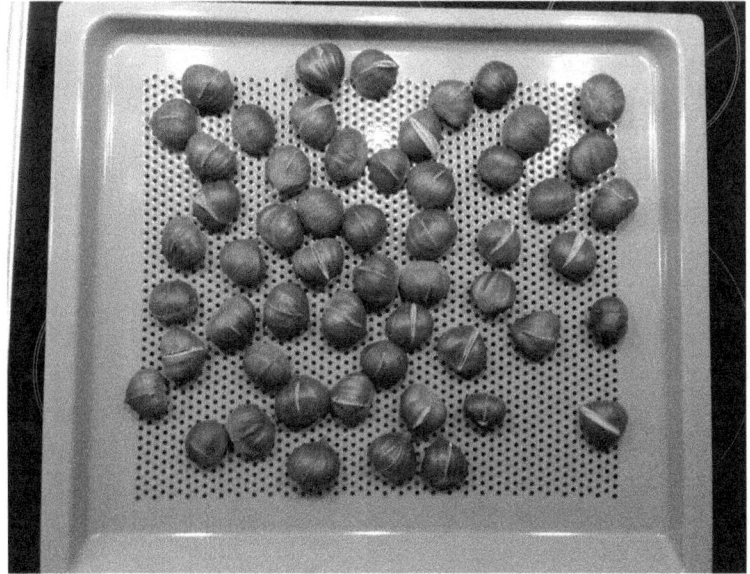

4.3.7 Pizza

Pizza à la Magda

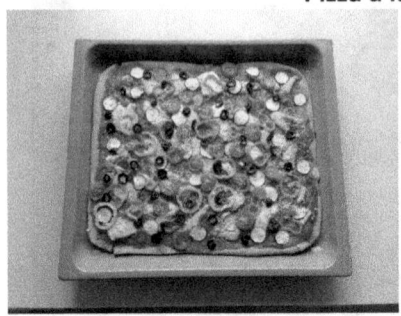 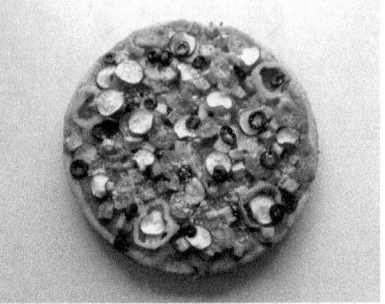

Zutaten für die Soße:
- Zwiebeln, Knoblauchzehe
- 1 Flasche geschälte Tomaten
- Oregano, Basilikum, Thymian, Rosmarin,
- Salz, Pfeffer, Lorbeerblätter

Zutaten für den Teig:
- 400 g Dinkelmehl
- 1 P. Trockenhefe
- 1 TL Agavendicksaft
- 125 ml lauwarmes Wasser
- 9 EL Olivenöl
- 1 TL Salz
- 1 Ei

Zutaten für den Belag:
- 300 g selbstgemachte Tomatensoße (aus dem Glas)
- 400 g Bio Tofu Natur
- 50 g. schwarze Oliven
- 300 g Partytomaten
- Kleine Zucchini
- 1 gelbe und eine rote Paprika
- 25 g Pinienkerne

Zubereitung:
Hefeteig wie gewohnt herstellen.
Für den Belag: Alle Zutaten in feine Scheiben schneiden und auf dem Pizzateig verteilen.
Die Pizza im vorgeheizten Backofen bei 175 Grad (Umluft) ca. 20 Minuten backen. Die zwei Backbleche aus dem Backofen nehmen. Gemahlene Kürbiskerne darüber streuen. In Stücke schneiden und servieren.

Ideen für weiteren Pizza-Belag

- Tomaten, Paprika, Oliven, Pilze, Kapern
- Ananas
- Knoblauch, Zwiebeln, Basilikum, Oregano, Rosmarin
- Röstzwiebeln
- Putenbraten, Rinderbraten, Rindsgehacktes, Hähnchenbrust
- Meeresfrüchte, Sardellen, Lachs
- Thunfisch
- Gemüse, Artischocken, Spinat, Mais
- Eier
- Sonnenblumenkerne im Teig vermengt
- Rucola
- Wildkräuter

4.3.8 Braten, Garen und Grillen

4.3.8.1 Vom Herd

Broccoli, Blumenkohl, Süßkartoffeln, Kartoffeln, Tofu

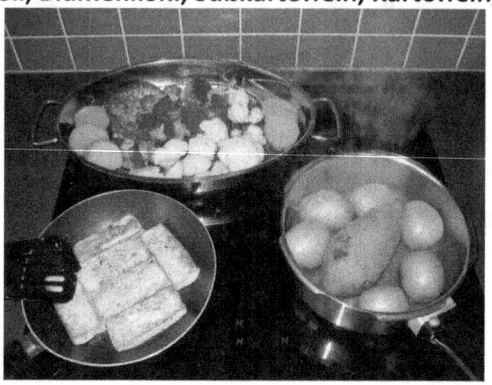

Broccoli, Blumenkohl, Süßkartoffeln, Kartoffeln, Tofu, Salat, Melone

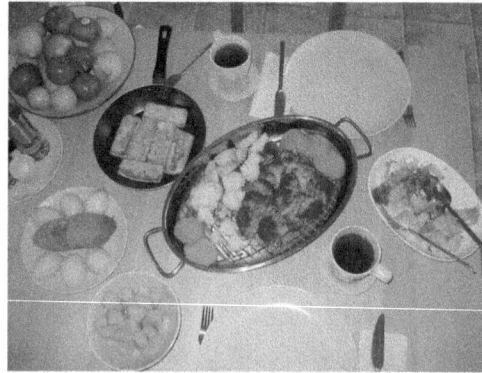

Porree, Süßkartoffeln, Kohlrabi
Eierpfannkuchen, Kartoffeln, Rosenkohl, Zwiebeln und Äpfel

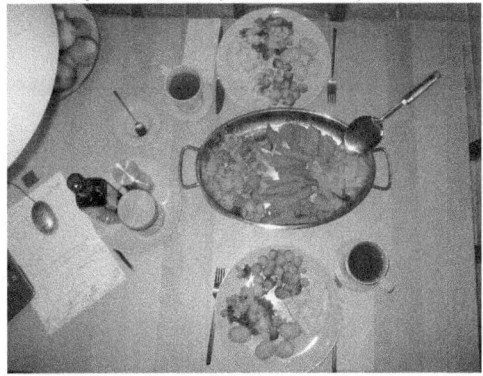

Entenschenkel, Bratkartoffeln, Süßkartoffeln, Apfelstückchen und Zwiebeln

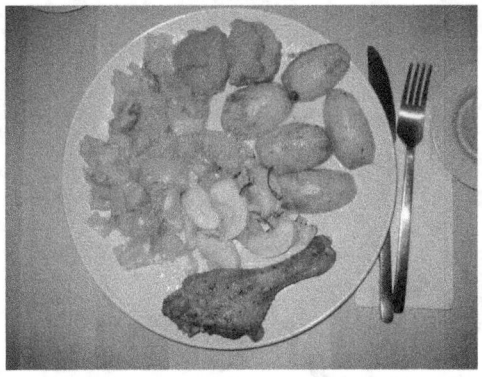

Garnelen-Rucola-Gericht à la Beatriz auf Bio-Vollkornreis (siehe Rezeptteil Vorspeisen, warm)

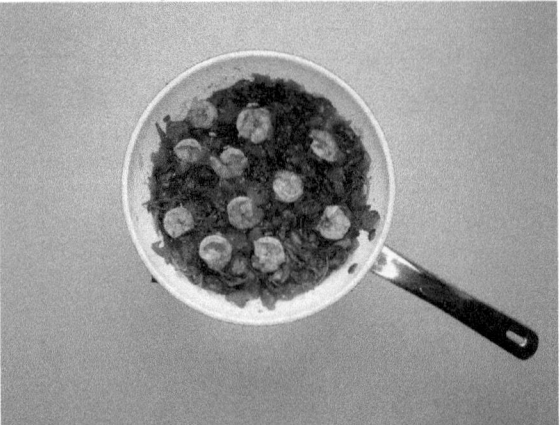

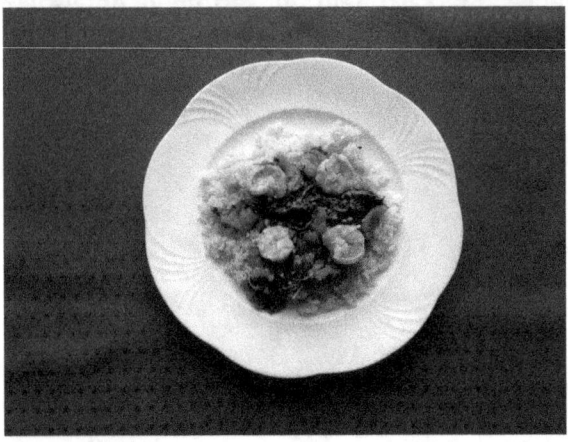

Garnelen-Darm entfernen, im etwas Wasser dünsten, mit Olivenöl leicht anbraten und kleingeschnittenen Knoblauch hinzugeben. Tomaten enthäuten und mitdünsten. Rucola nur kurz hinzufügen. Mit Pfeffer, Salz, Thymian, Oregano würzen.

Zucchini, Karotten gegart

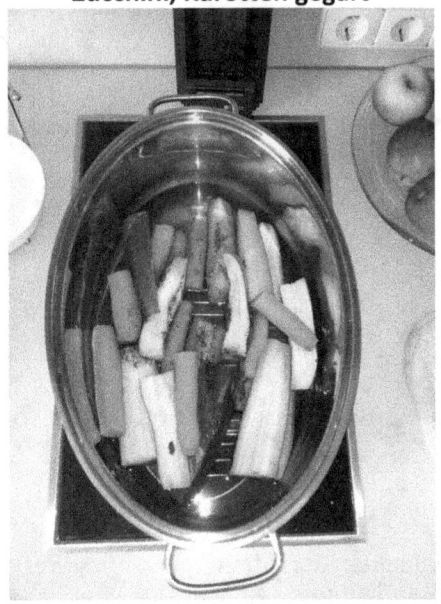

Blumenkohl, Broccoli, Paprika

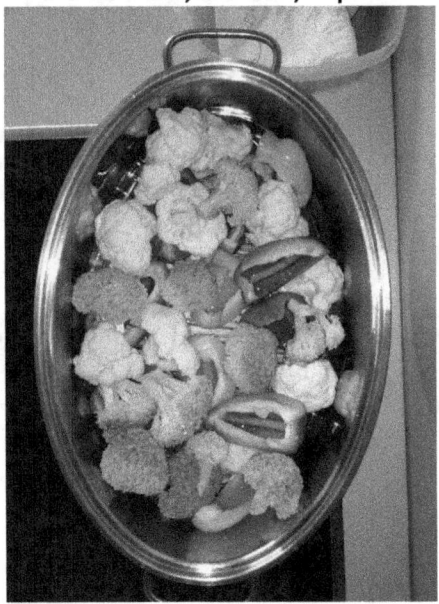

Mangoldstiele gegart

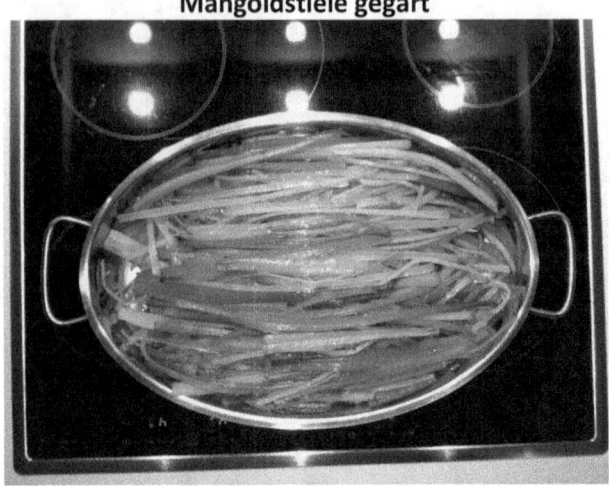

Karotten, Pastinaken, Kartoffeln im Dampfgarer mit hefefreier Gemüsebrühe

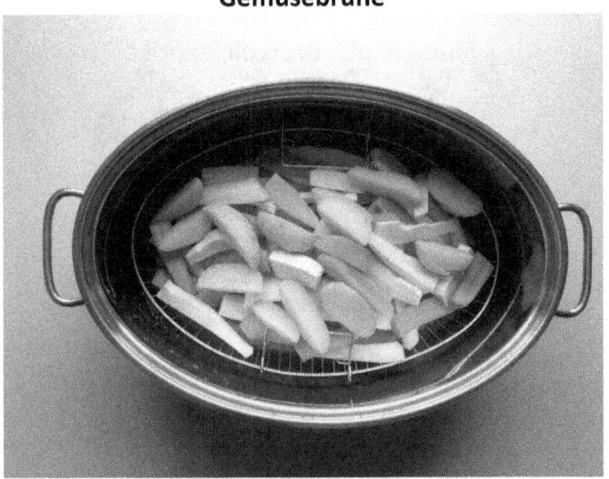

Reis-Früchte-Lammfleisch-Spezialität aus Baku:
Aserbaidschanischer Plow à la Laman

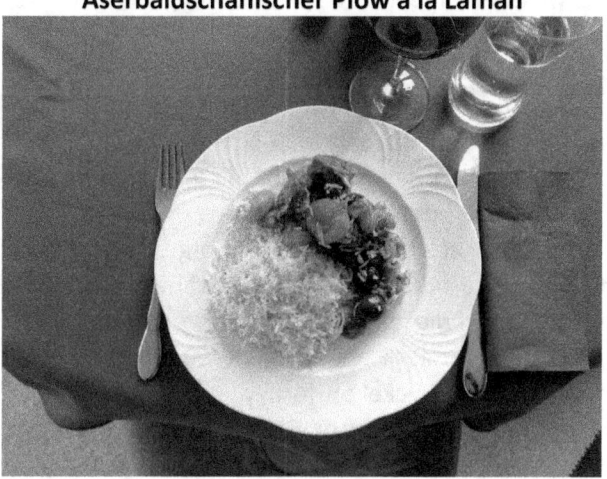

Zutaten (nach Erfahrung nimmt man später etwas mehr oder weniger von den einzelnen Zutaten)

- 1000 g Lamm
- 800 g Basmati Reis – oder " Scheherazade super long Basmati Rice" (ein Glas pro Person)
- 100-200 g Rosinen
- 100-200 g Aprikosen
- 200-300 g Maronen
- 100-200 g Pflaumen (man kann 1-2 Löffel Zitronensaft oder anderes sauer getrocknetes Obst nehmen z. B. Cranberrys probieren)
- 5-6 große Zwiebeln
- 200 g Butter
- Halbe Zitrone oder halbes Päckchen Zitronensäure
- Salz, Pfeffer, Safran und Kurkuma

Zubereitung:
Basmati Reis waschen, in einer Schale in kaltem, salzigem Wasser mit Zitronensäure für 4 Stunden liegen lassen.
Safran in 30 ml heißem Wasser ziehen lassen.
In einem großen Topf Wasser aufkochen und Salz zugeben. Ich nehme 5 Liter Wasser und 2-3 Esslöffel Salz im 6-Liter-Topf. Danach Reis aus der Schale abtropfen lassen und in den Topf mit kochendem Wasser aufstellen. Circa 10 Minuten den Reis kochen und abtropfen lassen. Der Reis muss nicht ganz gar sein. In gleicher Topfgröße 2-3 Esslöffel Butter schmelzen und den Reis dazutun. Darauf Safranwasser und 5-6 Esslöffel Butter gleichmäßig auf die ganze Oberfläche verteilen. Den Deckel zumachen und auf niedriger Flamme ca. 40-60 Min. köcheln lassen. Von Zeit zu Zeit Wasser vom Deckel entfernen.
Zwiebeln schneiden und mit Butter, Salz, Pfeffer auf niedriger Flamme goldbraun rösten. Einen Teelöffel Kurkuma zugeben. In anderer Pfanne - oder Topf mit geschlossenem Deckel Fleisch schmoren, danach Zitronensäure, Salz, Pfeffer (je nach Geschmack) dazugeben. Fleisch soll saftig sein. Fertige Zwiebeln, Fleisch und alle Trockenfrüchte (Rosinen, Aprikosen, Maronen und Pflaumen) zusammenbringen und mit geschlossenem Deckel auf niedriger Flamme köcheln.
Guten Appetit

Giersch gedünstet mit Pellkartoffeln

200 Gramm Giersch aus dem Garten waschen, trocknen, Blätter abzupfen. 3 Schalotten, 1 Knoblauchzehe in Olivenöl andünsten, den Giersch zugeben, mit 50 ml Gemüsebrühe ablöschen und 5 Minuten garen. Mit Salz, Pfeffer, Rosmarin und Thymian abschmecken. Das komplette Rezept findet man unter www.br.de – dort im Suchfeld „Lammkoteletts mit Giersch" eingeben.

Tofu gebraten und Pellkartoffeln

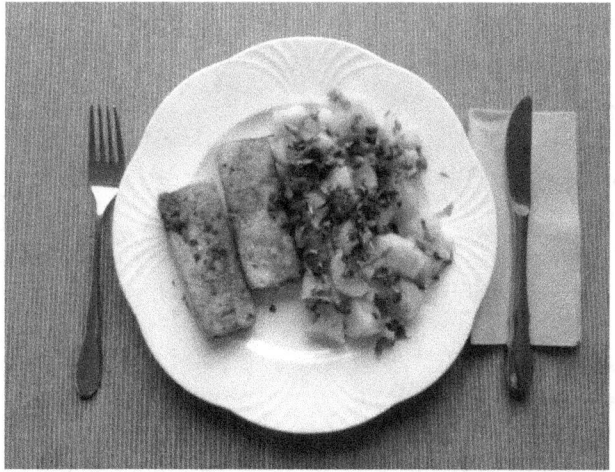

Pellkartoffelstückchen mit Tomatensoße

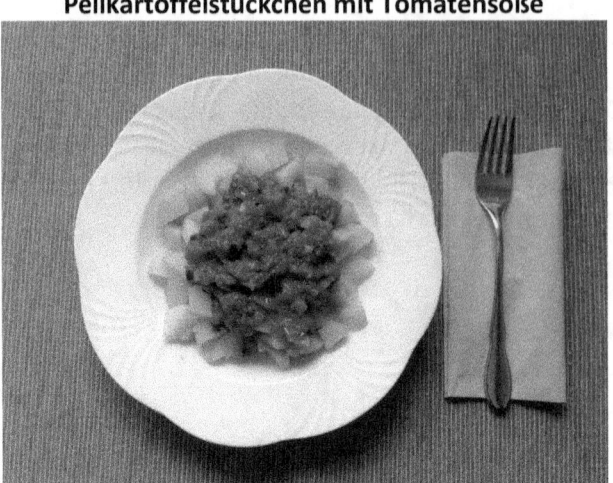

Zutaten für die Tomatensoße für 4 Personen:

- 2 Zwiebeln
- 1 Knoblauchzehe
- 4 frische, reife Tomaten
- Kräuter (z. B.: Basilikum, Petersilie, Rucola, Giersch etc.)
- 1 Glas geschälte Tomaten
- Pfeffer
- Salz
- Bratöl (z. B. Naturata, Raps- oder Sonnenblumenöl)
- Olivenöl

Zubereitung:
Pellkartoffeln getrennt zubereiten.
Zwiebeln in Stückchen schneiden und in einer Pfanne mit Bratöl rösten.
Tomatenstückchen, geschälte Tomaten samt Wasser, Knoblauch, etwas
Olivenöl und feingeschnittene Kräuter hinzugeben. Mit Salz und Pfeffer
abschmecken. Auf schwacher Flamme solange köcheln lassen, bis das
Wasser verdunstet ist.
Guten Appetit

Ungarisches Gulasch und Tarhonya-Nudeln à la Söri

Für das Gulasch
Zutaten:
- 3 Zwiebeln
- 1000 g Rindfleisch
- 1 bis 2 dl Olivenöl
- Kümmel-Pulver
- Paprika süß
- 2 Tomaten
- 1 Paprika

Zubereitung:
Tomaten und Paprika grob schneiden. Alle Zutaten in den Schnellkochtopf geben. Kochplatte auf höchste Stufe stellen bis der Druck erreicht ist und bei mittlerer Stufe 35 Min. weiterköcheln. Abkühlen lassen bis der Druck sich abgebaut hat.

Für die Tarhonya-Nudeln

Zutaten:
- 500 g Tarhonya-Nudeln
- 100 ml Wasser
- Gemüsebrühe hefefrei (bio4well oder Naturata)

Zubereitung:
Nudel mit Olivenöl anbraten, dann Topf mit Wasser auffüllen und wie Nudeln weiterkochen.

Dinkel Farfalle mit Zucchini und Feuersauce

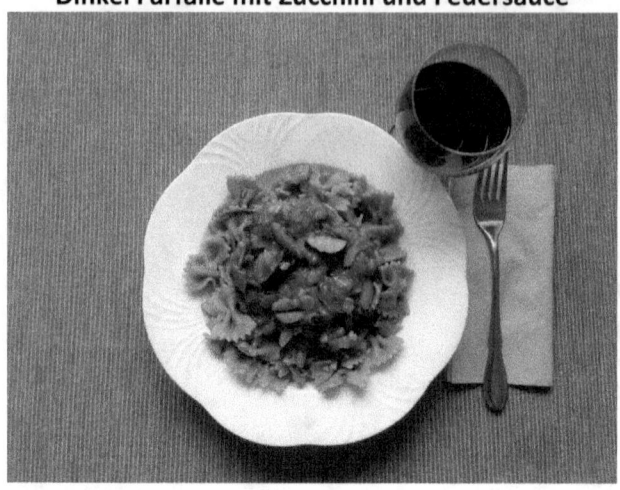

Zutaten für 6 Portionen:
- 500 g Dinkel Farfalle
- 1 Flasche 0,75 Liter selbstgemachte Feuersauce
- 1 kg Zucchini
- 3 dicke Zwiebeln
- Pfeffer
- Salz
- Olivenöl

Zubereitung:
Zwiebeln und Zucchini portionsweise in Olivenöl dünsten, mit Salz und Pfeffer würzen, die Feuersoße hinzutun. Nochmal abschmecken.

Prinzessbohnen und Pellkartoffeln à la Nonna Grazia

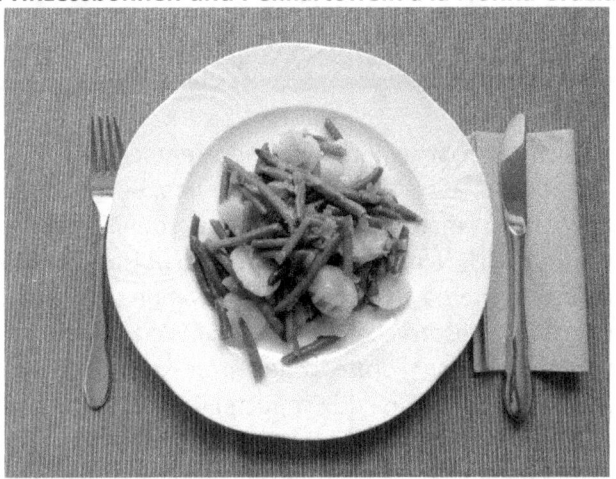

Zutaten für 4 Personen:

- Pellkartoffeln
- 2x 300g-Beutel tiefgefrorene Bio-Prinzessbohnen
- 3 Zwiebeln
- 1 Knoblauchzehe
- Olivenöl

Zubereitung:
Zwiebeln in einer Bratpfanne mit Olivenöl andünsten, später die feingehackte Knoblauchzehe hineingeben. Die Bohnen in kochendes Salzwasser geben und ca. 7-10 Min. kochen. Die Pellkartoffeln in Scheiben schneiden und zusammen mit den Bohnen zu den gedünsteten Zwiebeln und Knoblauch geben. Kurz andünsten. Eventuell mit Salz abschmecken.

4.3.8.2 Grillen

Fisch und Fleisch lieber bei einer maximalen Temperatur von 175 Grad dünsten oder kochen, anstatt braten oder grillen. Bei höheren Temperaturen riskiert man Fettablagerungen in den Eingeweiden. (siehe DAVIS und COHEN im Literaturverzeichnis)! Herr Dr. Davis schreibt zu diesem Thema im Buch „Weizenwampe" auf Seite 201: *„Abgesehen vom grundsätzlichen Verzicht auf Weizen – ein gemäßigter Verbrauch anderer Kohlenhydrate ist gestattet – empfehle ich daher, exogene (Advanced Glycation End Products) AGE-Quellen, insbesondere Wurst und Schinken, längere Zeit bei hohen Temperaturen (über 175 °C) erhitztes Fleisch und alle frittierten Speisen möglichst zu meiden. Wann immer möglich, sollten Sie rotes oder medium gebratenes Fleisch bevorzugen (vielleicht ist Sushi doch eine Alternative?). Auch Dünsten und Dämpfen, also die Zubereitung mit etwas Wasser anstelle von Fett, hält die AGE-Entstehung in Grenzen.)!*

An dieser Stelle möchte ich erwähnen, wie meine Mutter den Fisch oder Fleisch zubereitete, oder Speisen auf dem Herd aufwärmte. Sie handelte fast so, wie Dr. Davis vorschlägt. Der Fisch oder das Fleisch wurde nicht sofort in Öl angebraten, sondern in etwas Wasser zunächst gedünstet. Wenn das Wasser am Verdampfen war, kam etwas Olivenöl hinzu und wurde auf schwacher Flamme weiter gebraten, bis das Wasser komplett verdunstet war und das Fleisch eine schöne Bräune erhielt.

Man kann ruhig im Freien oder in der Küche den Grill benutzen, wenn man höhere Temperaturen als 175 Grad meidet. Dieses erreicht man unter anderem, wenn man das Grillgut in Alu-Folie dünstet, sowohl Fleisch und Fisch als auch Gemüse und Getreideprodukte.

Kleingeschnittenes Gemüse (z. B. Auberginen, Pilze, Zucchini) kann man in einer Soße mit Olivenöl und Kräutern, Salz und Pfeffer nach eigenem Geschmack anrichten. Anschließend portionsweise, in quadratisch zugeschnittene Alu-Folien mit inliegendem 2-schichtigem Brotpapier füllen. Die somit entstandenen Beutel an den 4 Enden zusammendrehen und auf den Grill legen.

4.3.9 Piadina

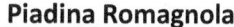

Piadina Romagnola

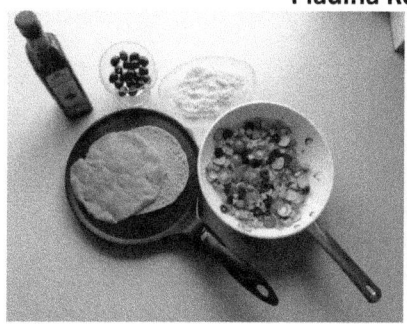
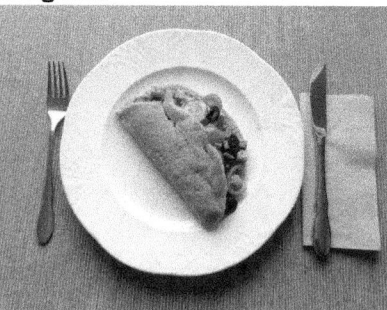

Grund-Rezept (ergibt 5 Piadine)

Küchengeräte:
- Antihaft-Crêpespfanne Aluguss (Silit) d=26 cm
- 2 dünne flache Holzlöffel (einen gibt es zu der Pfanne) zum Wenden und Handhaben der Piadina
- Küchenmaschine (Knethaken verwenden)
- Nudelholz zum Teig ausrollen
- Kochplatte (Einstellung mittlere bis obere Stufe)
- Kleiner Holzspieß zum Einstechen der Piadina während des Backens
- Großes, spitzes Messer zum eventuellen Aufschneiden der Piadina von der Seite, nach etwas Abkühlung

Zutaten für den Teig:
- 0,5 kg Dinkelmehl (Originalrezept: Wiener Griessler doppelgriffig, da dieses Mehl aber sehr fein ist, passt es nicht zu meiner Diät)
- 50 g Olivenöl
- 0,5 TL Natron
- 1 gestrichener TL Salz
- ca. 300 ml Haferdrink (Original: Milch, lauwarm; aus bekannten Gründen gestrichen), so dass es einen festen Teig ergibt

Zutaten für den Belag:
- 200 g Bio-Lachsfilet, natur
- 50 g. schwarze Oliven
- 300 g Partytomaten
- Kleine Zucchini
- 1 gelbe und eine rote Paprika
- 25 g Pinienkerne

Zubereitung Piadina:
- Teig vorbereiten
- Teig zu einer Kugel formen und 50 Min. ruhen lassen
- Teig in 5 Teile aufteilen und jeweils auf ca. 22 bis 23 cm ausrollen. Dicke ca. 0,5 cm
- Kochplatte auf die mittlere bis obere Stufe einstellen
- Pfanne nur am Anfang vor der ersten Piadina mit etwas Olivenöl bepinseln, danach nicht mehr
- Piadina mit einem kleinen Holzspieß mehrmals überall einstechen
- Wenn die untere Seite bräunlich wird, kann man sie mit zwei Holzlöffeln wenden
- Andere Seite auch mit dem Holzspieß einstechen
- Nachdem die andere Seite fertig ist, Piadina zum Abkühlen auf ein Kuchengitter legen
- Nach etwas Abkühlung kann auf Wunsch die Piadina von der Seite aufgeschnitten werden, um den Belag in der Mitte anzuordnen

Ideen für weiteren Piadina-Belag
- Tomaten, Paprika, Oliven, Pilze, Kapern
- Ananas
- Knoblauch, Zwiebeln, Basilikum, Oregano, Rosmarin
- Röstzwiebeln
- Putenbraten, Rinderbraten, Rindsgehacktes, Hähnchenbrust
- Meeresfrüchte, Sardellen, Lachs
- Thunfisch
- Gemüse, Artischocken, Spinat, Mais
- Eier
- Sonnenblumenkerne im Teig vermengt
- Rucola
- Wildkräuter

4.3.10 Brot

Dichter-Brot à la Joan's Mutter

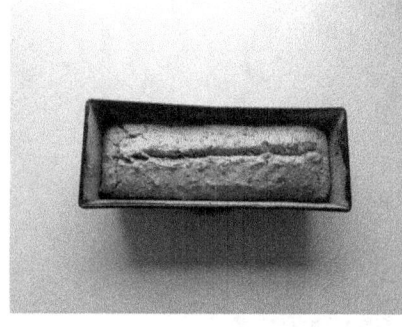 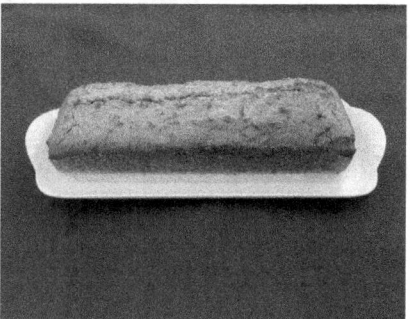

Trockene Zutaten:
- 450 g Mandelkerne naturbelassen
- 50 g Leinsamen
- Salz
- ½ TL Backpulver

Feuchte Zutaten:
- 6 Eier
- 2 EL Honig für süßen Aufstrich oder ½ EL für herzhafte Belegung
- 2 EL Apfelessig oder hellen Essig
2 EL Olivenöl oder Traubenkernöl oder Kokosnussöl

Zubereitung trockene Zutaten:
- Mandeln und Leinsamen mit der Moulinex zu feinem Mehl verarbeiten
- Salz und Backpulver zufügen

Zubereitung feuchte Zutaten:
- Eier, Honig, Essig und Öl verrühren

Zu den feuchten Zutaten esslöffelweise die vermengten trockenen Zutaten hinzufügen und mit der Küchenmaschine gut verrühren. In eine gefettete, bemehlte Form geben und in der Mitte einritzen. In den auf 150 °C vorgeheizten Backofen (Heißluft) schieben. Backzeit 50 - 60 Minuten. Aus der Form nehmen und auf einem Rost abkühlen lassen.

Ideen für weitere Zutaten für getreidefreies, selbstgebackenes Brot zum Ausprobieren:
Nüsse, Esskastanien, Kokosnuss, Blumenkohl

4.3.11 Brotaufstrich selbstgemacht

Tahina (Sesampaste)

Zutaten für 1 Portion
- 100 g Sesam
- 1 Prise Salz
- 2 EL Zitronensaft
- 4 EL Olivenöl
- 1 Spritzer Sesam- oder Nussöl

Zubereitung:
Sesam in einer trockenen Pfanne anrösten und abkühlen lassen. Vorsicht, nicht anbrennen lassen! In die Moulinex oder Mörser geben und zu einer Paste verarbeiten. Zitronensaft und Sesamöl hinzugeben und so viel Olivenöl zugeben, bis eine streichfähige Paste entstanden ist. In ein steriles Schraubglas abfüllen. Im Kühlschrank aufbewahren und immer mit einem sauberen Löffel entnehmen.

Hummus

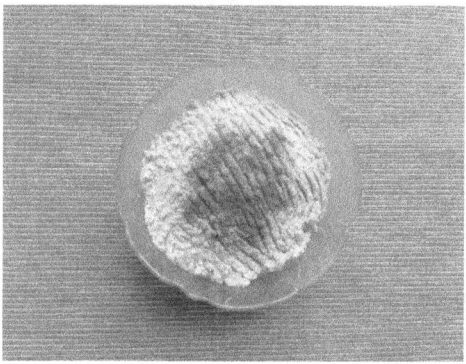

Zutaten für 4 Personen:
- 250 g Kichererbsen
- 4 Knoblauchzehen
- 150 g Tahina (Sesampaste siehe Rezept Vorseite)
- Saft von 3 Zitronen
- 5 EL Olivenöl
- Salz
- Pfeffermix tricolore
- Zum Verzieren:
  - Paprikapulver edelsüß
  - Schwarze Oliven

Zubereitung:
Die Kichererbsen etwa 12 Stunden in reichlich Wasser einweichen. Dann mit dem Einweichwasser (die Kichererbsen sollen davon knapp bedeckt sein) etwa 45 Min. zugedeckt bei starker Hitze kochen lassen. Ab und zu den aufsteigenden Schaum abschöpfen. Kurz vor Ende der Garzeit den Knoblauch schälen. Die Kichererbsen in einem Sieb abgießen, abtropfen lassen und in eine Schüssel mit hohem Rand geben. Den Knoblauch, das Sesam Mus (Tahina, siehe Rezept) den Zitronensaft und das Olivenöl dazugeben. Die Masse mit Pfeffer und Salz würzen und mit dem Pürierstab pürieren. Das Püree sollte etwa die Konsistenz von Mayonnaise haben. Gegebenenfalls mit Öl und Zitronensaft verlängern. Das Püree in eine Schüssel geben oder auf vier Teller verteilen und mit dem Paprikapulver und den schwarzen Oliven verzieren. Warm oder kalt mit Dinkelvollkornbrot servieren.

4.3.12 Salate

Salatsoße à la Sprachstudentin Marie-Claude (für mehrmalige Anwendung)
Zutaten:

- 4 EL Essig
- 4 EL Öl
- 1 TL Senf
- 1 TL Honig
- Salz
- Pfeffer
- Zubereitung:

Alle Zutaten in ein Schraubglas geben und schütteln. Im Kühlschrank aufbewahren.

Romano-Salat à la Art Regensburg (für 2 Personen)

Zutaten (Bio-Qualität):
- 2 Romano-Salatköpfe
- 1 Karotte
- 1 aromatischer Apfel (z. B. Royal Gala)
- 1 harter Pfirsich
- Kräuter (Rosmarin, Salbei, Petersilie, Türkische Minze, Schnittlauch, Oregano)
- Olivenöl, kaltgepresst
- 1 Prise Salz
- 1 Prise Pfeffer

Zubereitung:
Salatblätter und Kräuter schneiden oder mit den Händen brechen, Apfel roh in Stückchen schneiden. Karotte roh in kleine Scheiben schneiden. Alle Zutaten in eine Schüssel geben. Mit Salz und Pfeffer würzen und mit Olivenöl beträufeln. Verrühren.

Bei diesem Salat kann man alle Zutaten einzeln schmecken. Das Resultat ist ein Geschmackspotpourri.

Guten Appetit

Kartoffelsalat

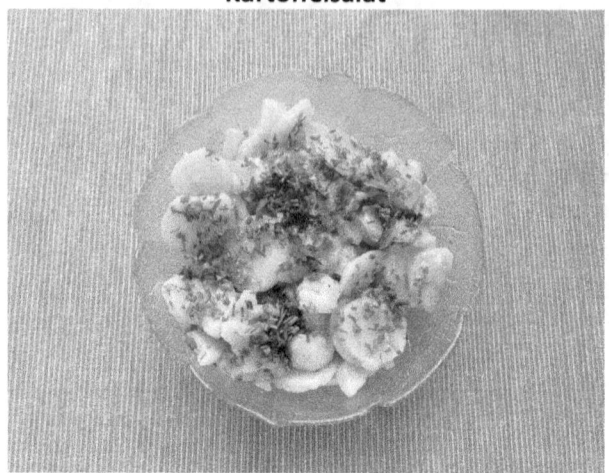

Zutaten (Bio-Qualität):
- 1 ½ kg Pellkartoffeln

Marinade:
- ¼ l heiße Brühe
- 3 – 4 EL Balsamico-Essig
- 1 EL Senf
- ½ TL Agavendicksaft
- Salz - Pfeffer
- 4 - 6 EL Öl
- 1 Zwiebel (gedünstet)

Zerkleinerte Kräuter
- Petersilie – Schnittlauch - Dill
- 1 hartgekochtes Ei
- Tomate - Gurke - Radieschen

Zubereitung:
Kartoffeln pellen und in Scheiben schneiden Die Zutaten für die
Marinade verrühren, mit den Kartoffelscheiben mischen und
abschmecken.

Vor dem Anrichten mit zerkleinerten Kräutern bestreuen. Mit geviertelten Eiern und Tomaten garnieren.

Grüner Salat mit kalten Pellkartoffelstückchen

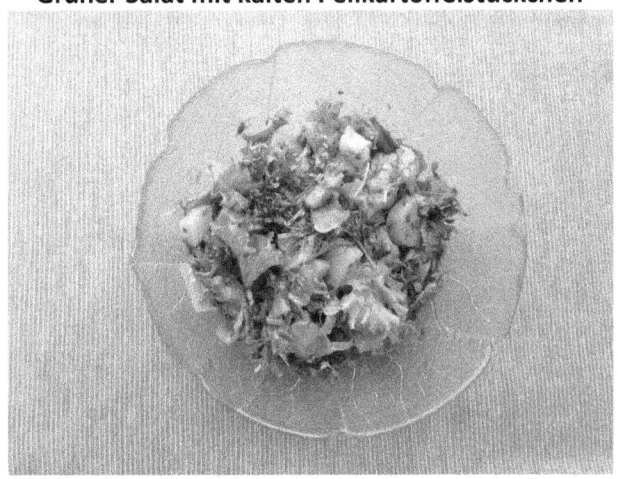

Karotten, stellvertretend für weitere Gemüsearten, wie Stangensellerie, Fenchel, Zucchini, Gurken, Paprikaschoten etc. **zum Eintunken ins Olivenöl**

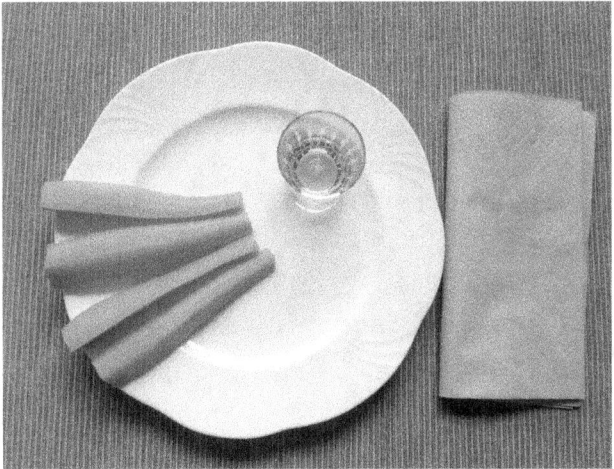

4.3.13 Kuchen

Hefekuchen mit Äpfeln und Rosinen

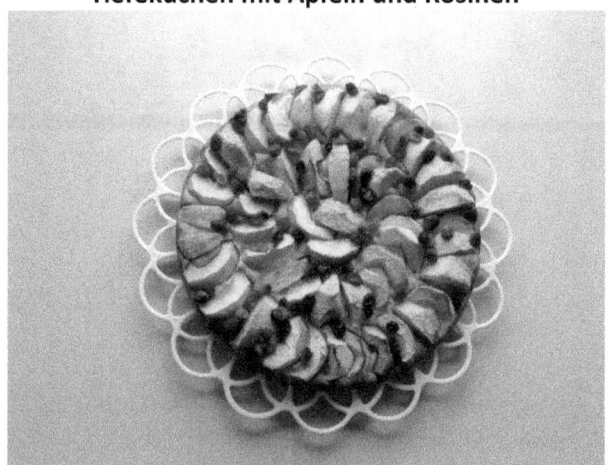

Zutaten für ein Backbleck und eine Backform (Durchmesser 26 cm)

- 500 g Dinkelvollkornmehl
- 1 Päckchen Trockenhefe
- 80 g Erythrit (Wie Zucker) oder Vollrohrzucker
- 1 Prise Salz
- 80 g Raps- oder Sonnenblumenöl
- 1 Ei
- ¼ Liter Hafermilch
- Äpfel geschält und geachtelt
- Rosinen gewaschen

Zubereitung:
Mehl, Trockenhefe, Zucker und Prise Salz vermischen, ein Ei und lauwarmes Öl und Hafermilch mit dem Knethaken verrühren, falls er noch kleben sollte, etwas Mehl hinzugeben und zu einem glatten Teig kneten. Bei 30 Grad im Backofen gehen lassen, auf einem Backblech und einer runden Form (26 cm Durchmesser) Teig ausrollen, wieder gehen lassen und anschließend mit Äpfel und Rosinen belegen. Mit Heißluft bei 170 Grad ca. 30 bis 40 Minuten backen.

Hefekuchen mit Apfelbrei und Streuseln

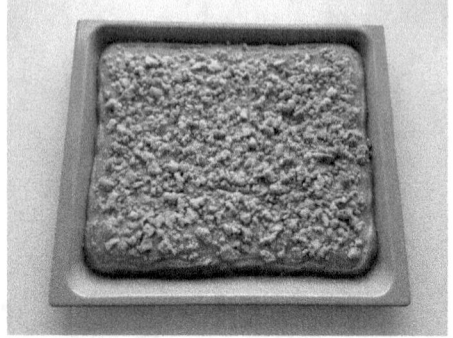

Zutaten für ein Backbleck und eine Backform (Durchmesser 26 cm)
- 500 g Dinkelvollkornmehl
- 1 Päckchen Trockenhefe
- 80 g Erythrit oder Vollrohrzucker
- 1 Prise Salz
- 80 g Raps- oder Sonnenblumenöl
- 1 Ei
- ¼ Liter Hafermilch
- 2 Gläser Apfelbrei
- Streusel

Für die Streusel:
- 250 g Mehl
- 100 g Erythrit (Wie Zucker) oder Vollrohrzucker
- 130 g Raps- oder Sonnenblumenöl

Zubereitung für den Teig:
Mehl, Trockenhefe, Zucker und Prise Salz vermischen, ein Ei und lauwarmes Öl und Hafermilch mit dem Knethaken verrühren, falls er noch kleben sollte, etwas Mehl hinzugeben und zu einem glatten Teig kneten. Bei 30 Grad im Backofen gehen lassen, auf einem Backblech und einer runden Form (26 cm Durchmesser) Teig ausrollen, wieder gehen lassen und anschließend mit Apfelbrei und Streusel belegen.

Zubereitung für die Streusel:
Mehl und Zucker mischen. Das Öl nach und nach zufügen und alles krümlig verkneten.

Mit Heißluft bei 170 Grad ca. 30 bis 40 Minuten backen.

Zwetschgenkuchen

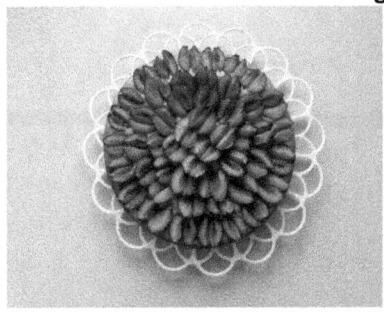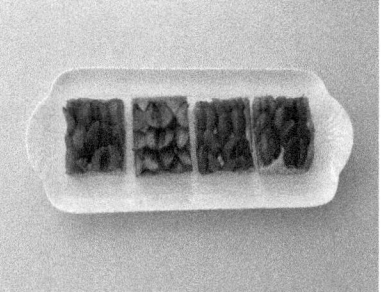

Zutaten für ein Backbleck und eine Backform (Durchmesser 26 cm)
- 500 g Dinkelvollkornmehl
- 1 Päckchen Trockenhefe
- 80 g Erythrit (Wie Zucker) oder Vollrohrzucker
- 1 Prise Salz
- 80 g Raps- oder Sonnenblumenöl
- 1 Ei
- ¼ Liter Hafermilch
- Zwetschgen mit Pflaumenentsteiner (Kreuzmesser aus rostfreiem Edelstahl) in einem Arbeitsgang entsteint und geviertelt

Zubereitung:
Mehl, Trockenhefe, Zucker und Prise Salz vermischen, ein Ei und lauwarmes Öl und Hafermilch mit dem Knethaken verrühren, falls er noch kleben sollte, etwas Mehl hinzugeben und zu einem glatten Teig kneten. Bei 30 Grad im Backofen gehen lassen, auf einem Backblech und einer runden Form (26 cm Durchmesser) Teig ausrollen, wieder gehen lassen und anschließend mit geviertelten Zwetschgen belegen. Mit Heißluft bei 170 Grad und ca. 30 bis 40 Minuten backen.

4.3.14 Nachtisch

Rohkost anstatt zum Nachtisch, lieber als Vorspeise verzehren!

- 1 Stück Obstkuchen
- Apfelbrei ungezuckert (selbstgemacht)
- Zwetschgenbrei ungezuckert (selbstgemacht)

4.3.15 Mandelmilch selber machen

Quelle:

http://eatsmarter.de/gesund-leben/wellness/mandelmilch-selber-machen

"Do it yourself

Aus Mandeln hergestellte Milch ist eine hervorragende Alternative zur Kuhmilch und eignet sich damit ganz besonders für laktoseintolerante Menschen und Veganer. Im Supermarkt ist sie jedoch unverhältnismäßig teuer. Wie einfach – und kostengünstig – dagegen die Eigenherstellung der Nussmilch ist, zeigt EAT SMARTER mit dem heutigen Do it yourself-Projekt 'Mandelmilch selber machen'.

Mandelmilch selber machen: Gesunder Genussdrink

Mandeln sind wahre Nähr- und Vitalstoffpakete: Mit ihrer äußerst günstigen Zusammenstellung aus wertvollen ungesättigten Fettsäuren, Spurenelementen und Mineralstoffen zählen sie zu einem der gesündesten Nahrungsmittel überhaupt. Neben Magnesium, Calcium und Kupfer enthalten die Früchte des Mandelbaumes beträchtliche Mengen der Vitamine B1 und B2 sowie des Antioxidans Vitamin E, welches unsere Haut vor freien Radikalen schützt. Darüber hinaus bestehen Mandeln zu etwa einem Fünftel aus wertvollem Eiweiß, das lange satt macht und auf diese Weise sowohl bei der Gewichtsabnahme wie auch beim Halten des Gewichts hilft. Ähnliches gilt für die selbstgemachte Mandelmilch: Zwar werden die Nüsse mit heißem Wasser aufgegossen, die Nährstoffe nehmen hierdurch jedoch keinen Schaden. In der nun flüssigen Form kann die Milch außerdem vielseitig kombiniert werden, um dem Körper die Nährstoffaufnahme zusätzlich zu erleichtern (z.B. mit Müsli und Vitamin-C-reichem Obst).

Mandelmilch selber machen: Das benötigen Sie

Für etwa 1,0 Liter Mandelmilch benötigen Sie nur wenige Zutaten:
- *200 Gramm Mandeln (ungeschält)*
- *Wasser*
- *Optional etwas Honig oder Agavendicksaft*

Zusätzlich brauchen Sie folgende Küchengeräte:
- *leistungsfähige Küchenmaschine/Blender*
- *Feines Sieb*
- *Mulltuch oder ein anderes sehr feinmaschiges Stofftuch (erhältlich im Drogeriemarkt)*

Honig oder Agavendicksaft untermischen. Die musigen Überreste der Mandeln im Tuch lassen sich übrigens hervorragend trocknen und dann als feines Mandelmehl zum (glutenfreien!) Backen verwenden.

Mandelmilch selber machen: Vielfältige Kombinationsmöglichkeiten

Mandelmilch ist ein echter Allrounder. Kombinieren Sie die Milch ganz klassisch zum morgendlichen Müsli mit Obst oder probieren Sie sie im Kaffee: Mit ihrem fein-nussigen Geschmack sorgt sie für ein echtes Geschmackserlebnis – Kuhmilch wird da kaum noch einer vermissen. Daneben können Sie die selbstgemachte Mandelmilch auch an Stelle von normaler Milch ganz einfach beim Backen verwenden – oder Sie genießen sie pur direkt aus dem Kühlschrank!

Tipp: So unkompliziert Mandelmilch selber machen ist, so einfach ist auch die Herstellung jeder anderen Nussmilch: Suchen Sie sich einfach Ihre liebste Nusssorte aus und folgen den oben beschriebenen Schritten. (sch)"

<u>Endlich gesund, schlank und fit</u>   <u>Roberto Longo</u>

Endlich gesund, schlank und fit   Roberto Longo

www.ingramcontent.com/pod-product-compliance
Lightning Source LLC
Chambersburg PA
CBHW070653290526
45790CB00001B/302